10年目の自閉っ子、こういう風にできてます！

「幸せになる力」発見の日々

ニキ・リンコ
×
藤家寛子

花風社

著者紹介

ニキ・リンコ 

翻訳家。
30代で自閉症スペクトラムと診断され、その後翻訳・著作・講演活動を通して自閉症の内面を楽しく伝えている。
現在は科学読み物など、手堅い翻訳書を次々と世に送り出す翻訳家として活躍中。
最近の翻訳作品に『アノスミア』、『奇跡の生還を科学する』等がある。

藤家寛子 

作家。販売員。
アスペルガー障害の二次障害としての解離性障害から立ち直り、自己認知支援、就労支援を経て現在は一般就労（障害者枠の外での就労）をしている。
ひきこもり生活から支援を経て立ち直った過程を『30歳からの社会人デビュー』にまとめた。

浅見淳子（聞き手） 

編集者。（株）花風社代表取締役。
異文化としての自閉症に興味を抱き、交流を楽しんできた。
その記録を『自閉っ子と未来への希望』にまとめた。

「普通」は目指さなくていい
「幸せ」を目指してください

そのために長所を伸ばし
短所に「能力」という言葉をつけて
活用してください

短所さえ幸せになるための
強みになります

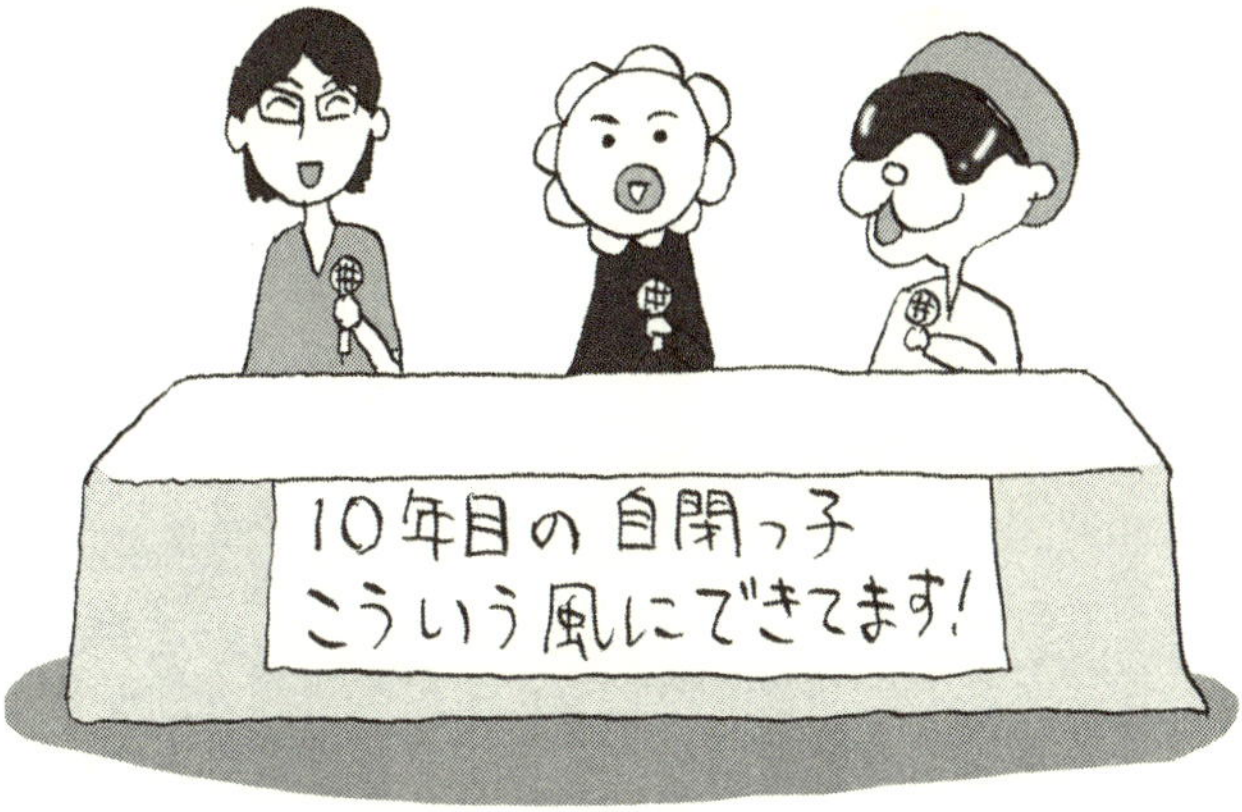

それが この10年間で
私たちが 発見したことです

自閉っ子大河マンガ　ちゅん平編

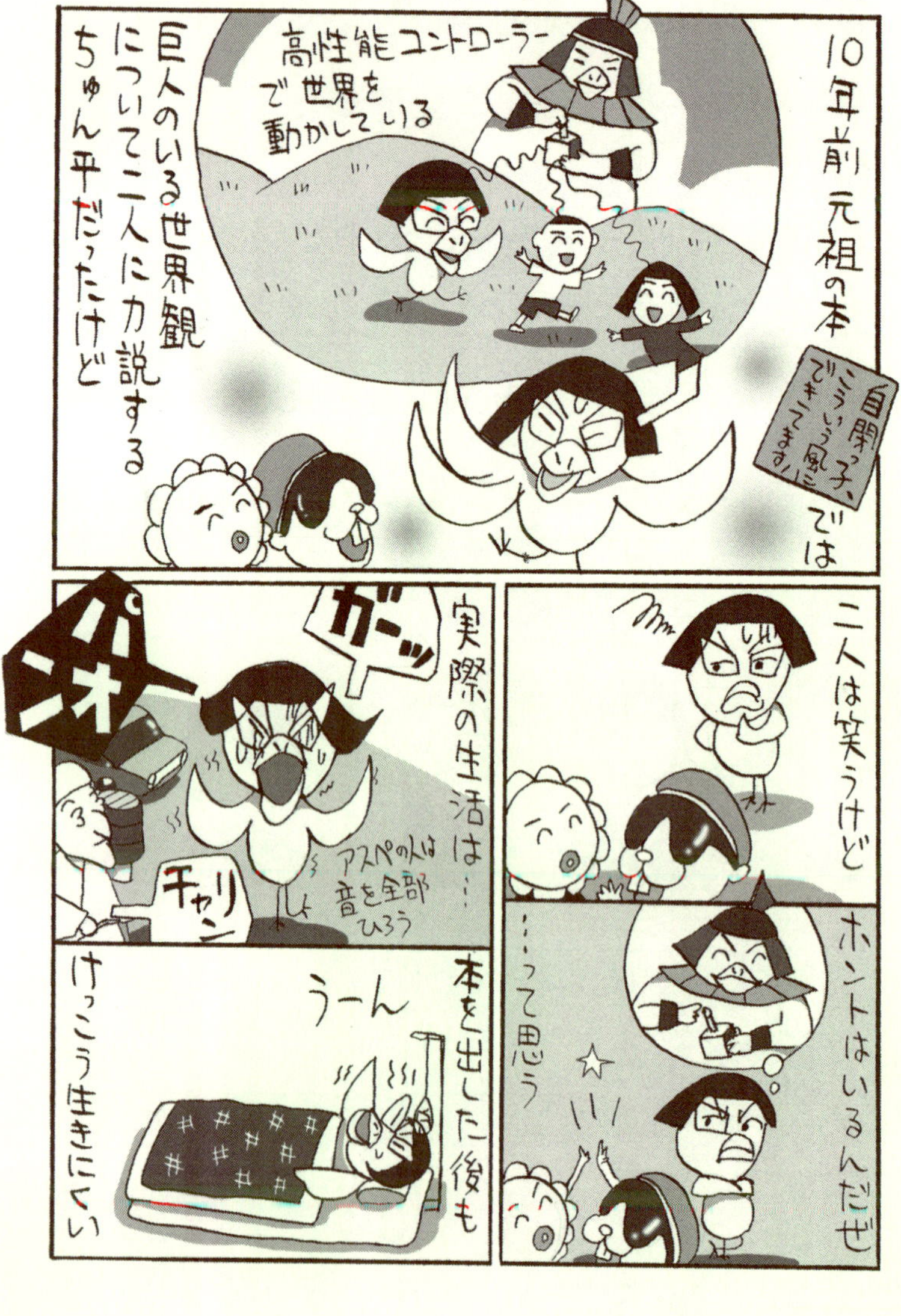

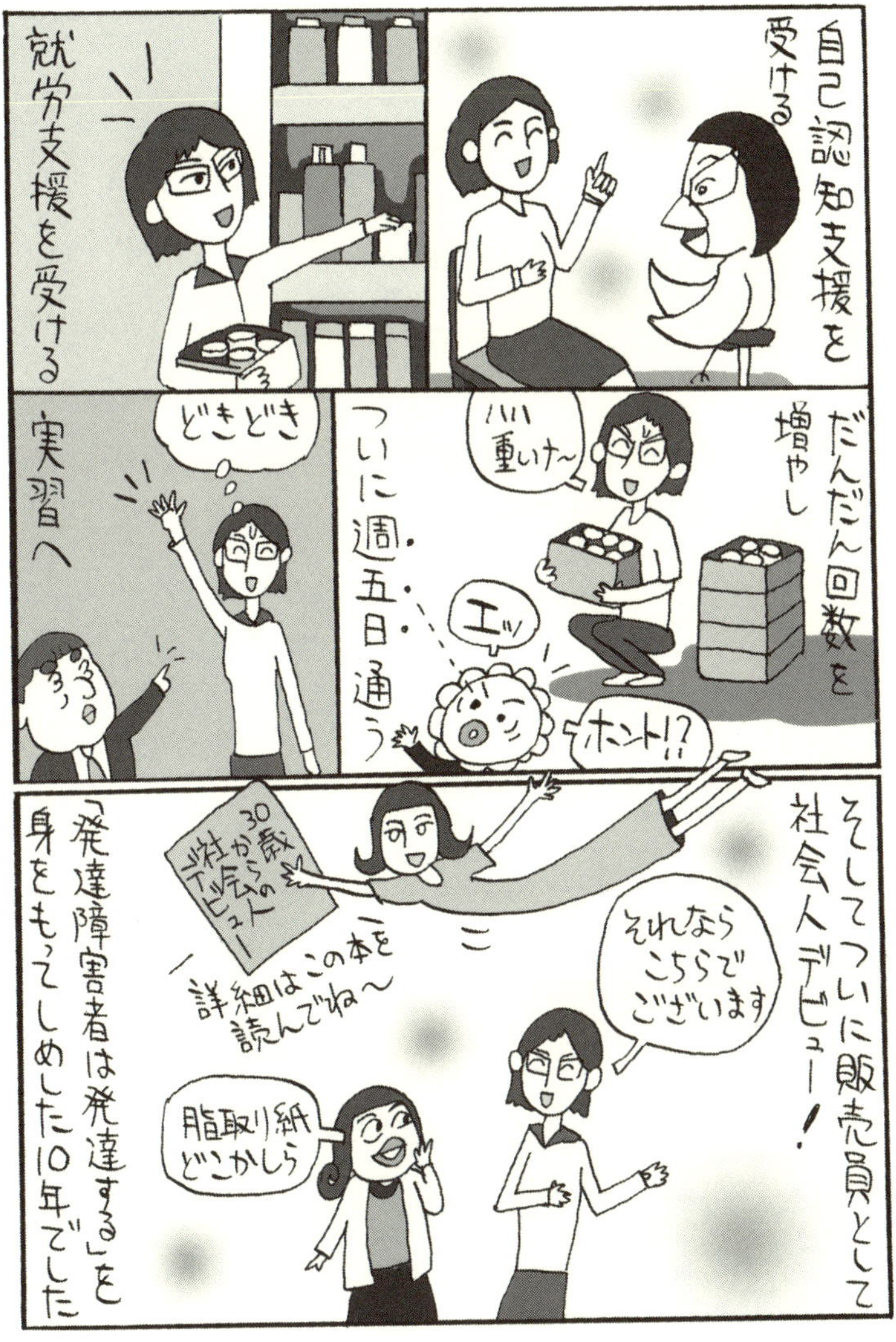
自己認知支援を受ける
就労支援を受ける
だんだん回数を増やし
ハハ重いナ〜
ついに週五日通う
エッ
ホント!?
どきどき
実習へ
そしてついに販売員として社会人デビュー!
それならこちらでございます
30歳からの社会人デビュー
詳細はこの本を読んでね〜
脂取り紙どこかしら
「発達障害者は発達する」を身をもってしめした10年でした

自閉っ子大河マンガ　ニキさん編

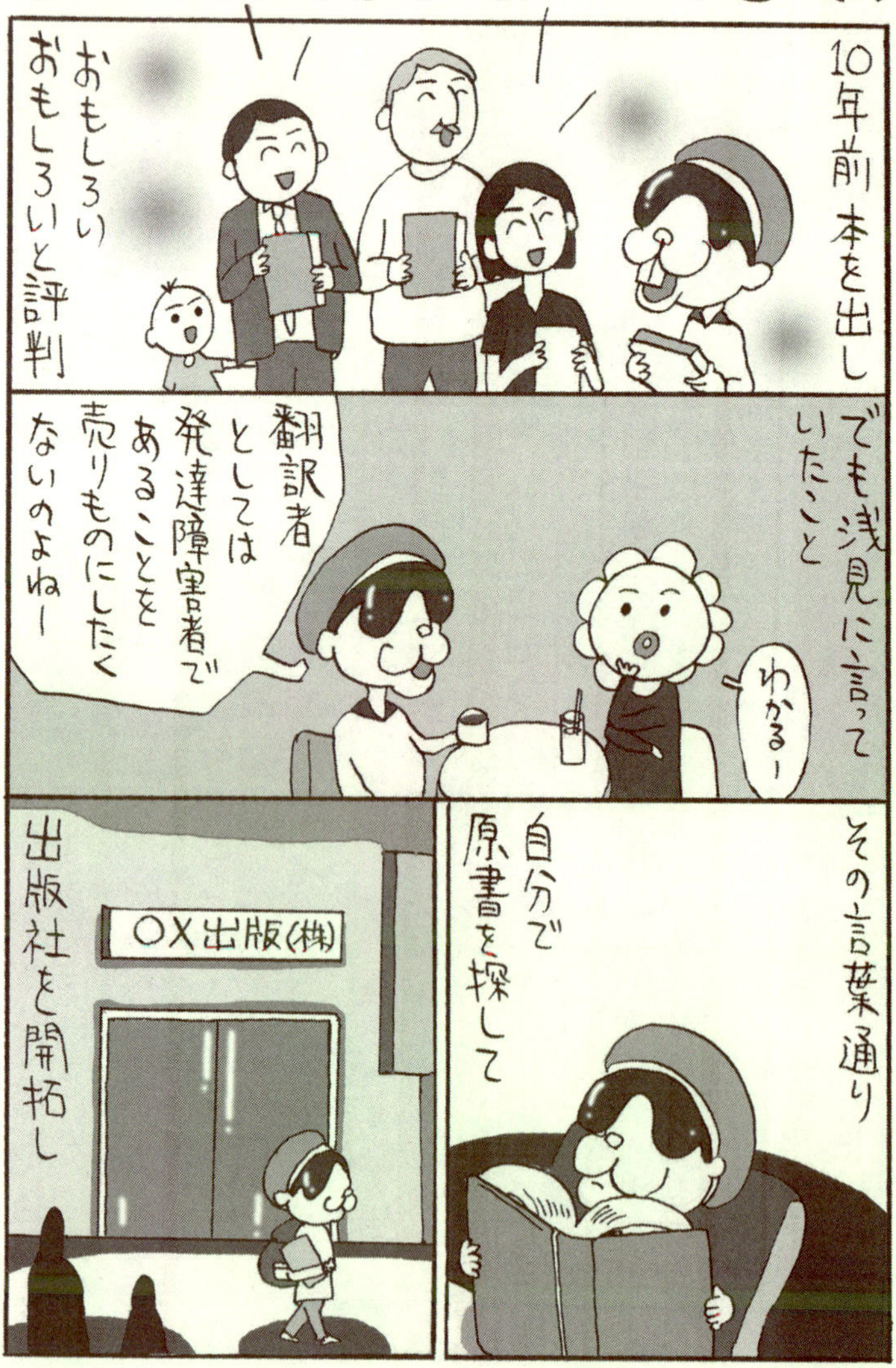
10年前 本を出し
おもしろい
おもしろいと評判
でも浅見に言っていたこと
翻訳者としては発達障害者であることを売りものにしたくないのよねー
わかるー
その言葉通り
自分で原書を探して
出版社を開拓し
○×出版(株)

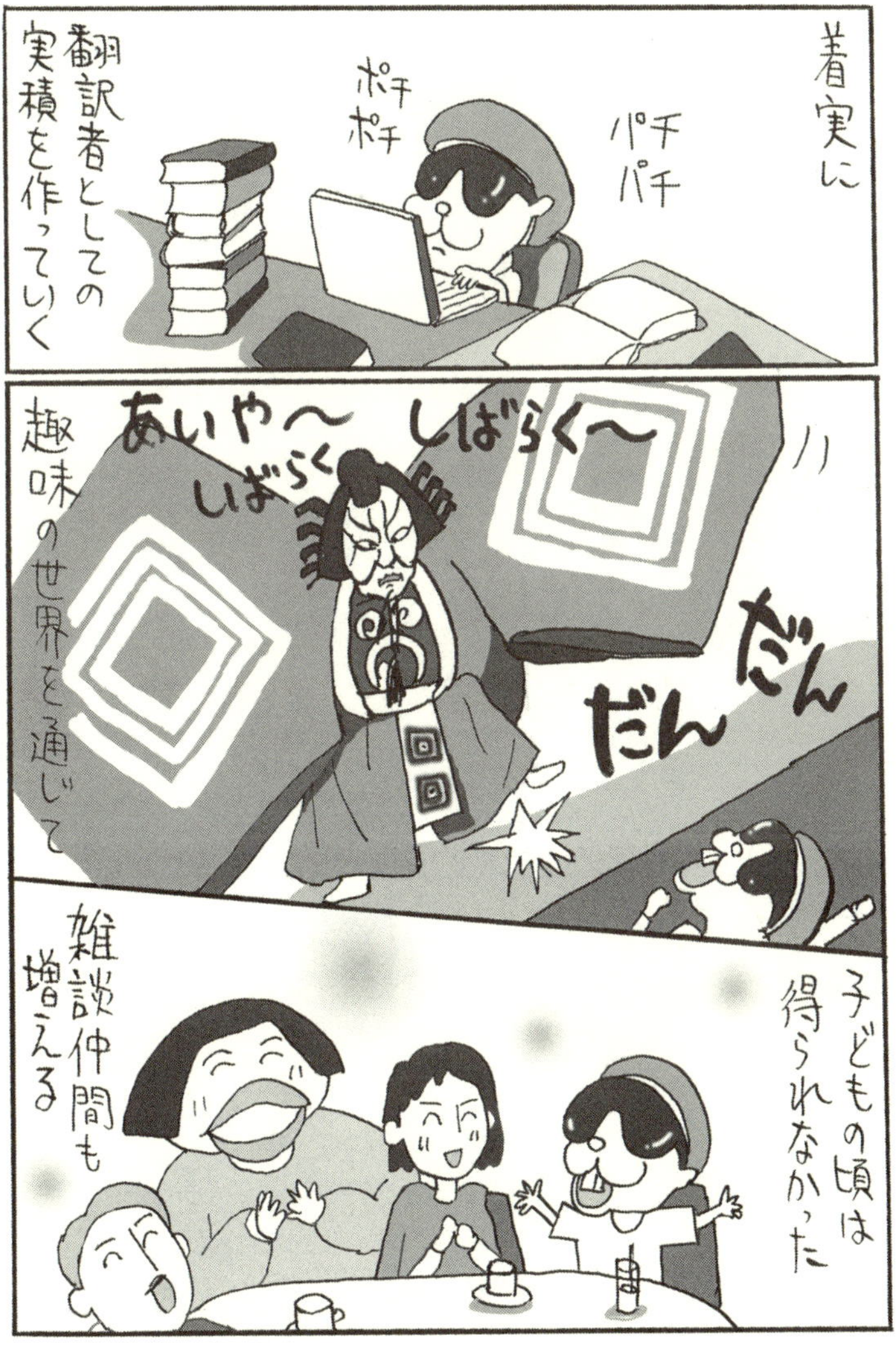
着実に
パチパチ
ポチポチ
翻訳者としての実積を作っていく
あいや〜　しばらく〜
しばらく
だんだん
趣味の世界を通じて
子どもの頃は得られなかった
雑談仲間も増える

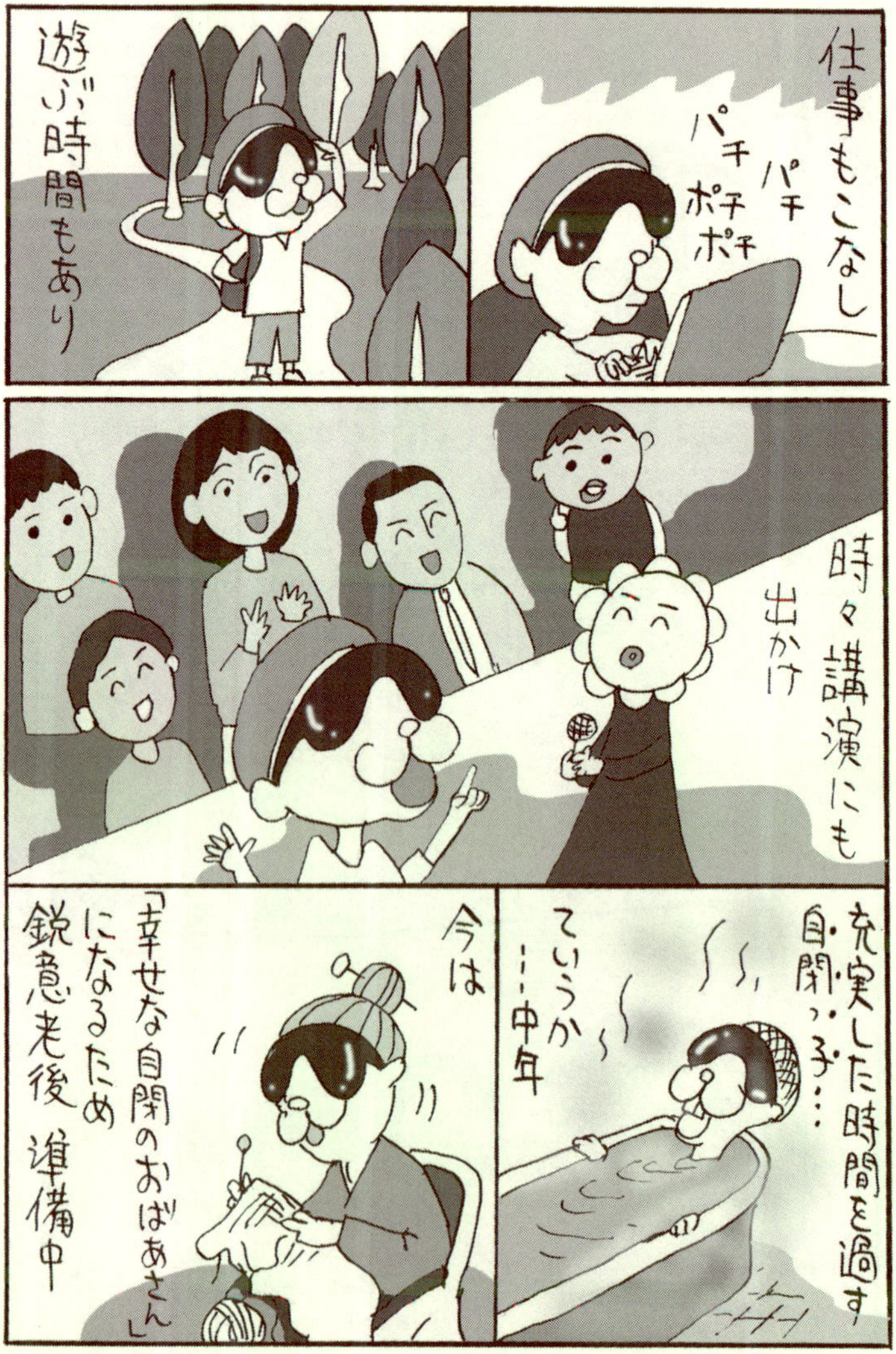
仕事もこなし
パチ パチ
ポチポチ
遊ぶ時間もあり
時々講演にも
出かけ
充実した時間を過ごす
自閉っ子…
ていうか
…中年
今は
「幸せな自閉のおばあさん」
になるため
鋭意老後 準備中

自閉っ子大河マンガ あさみフラワー編

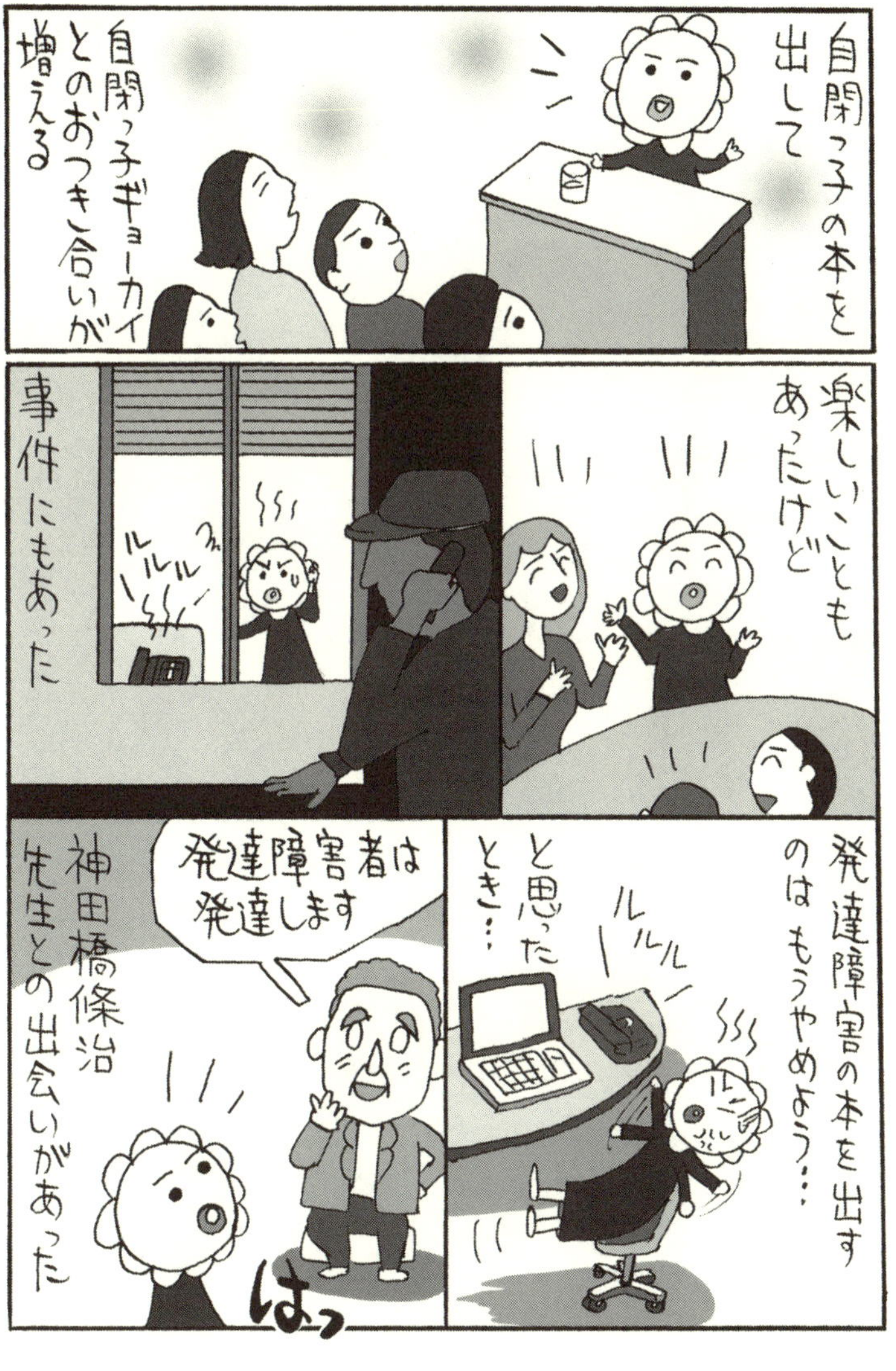

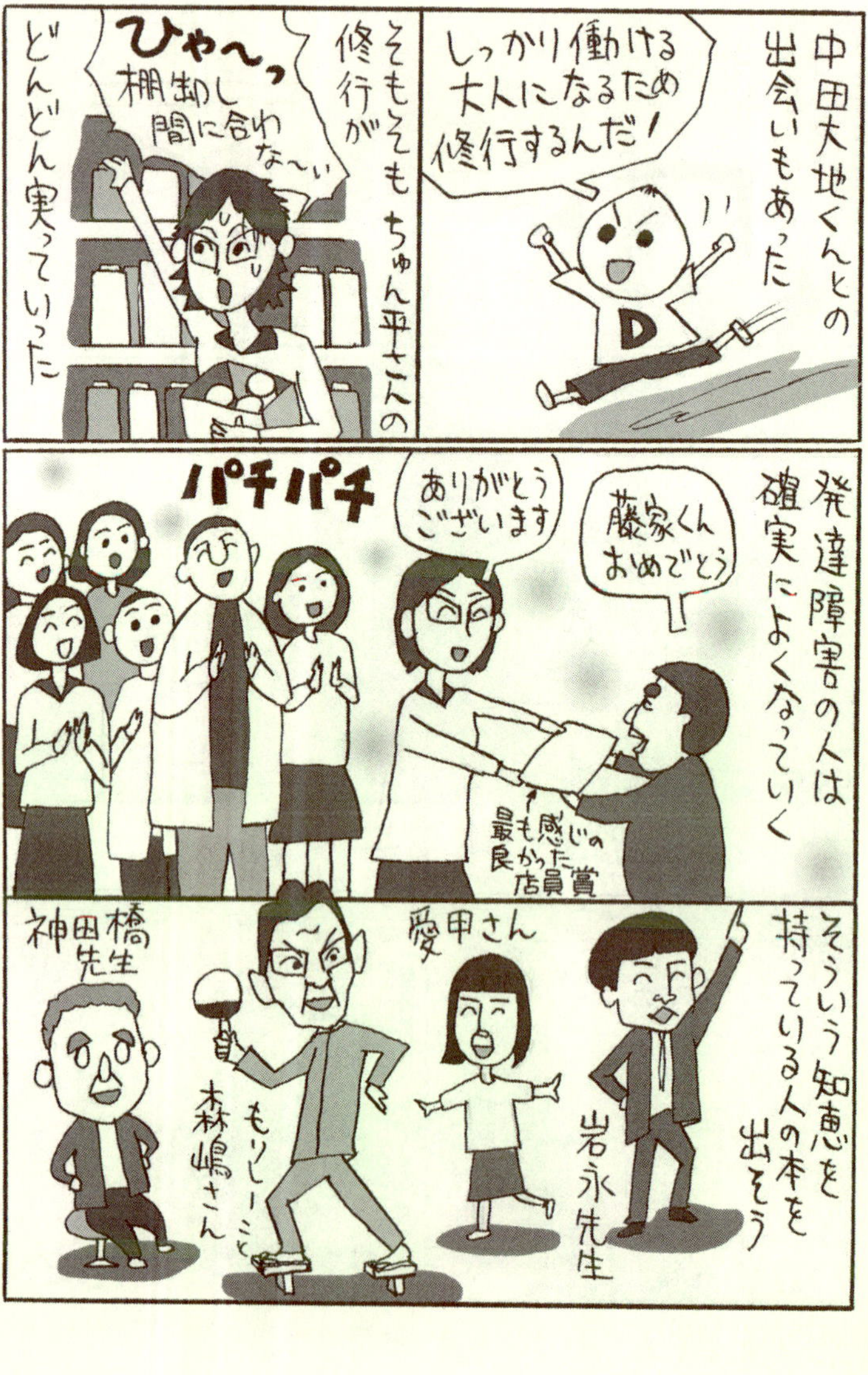
中田大地くんとの出会いもあった
しっかり働ける大人になるため修行するんだ!
そもそもちゅん平さんの修行が
ひゃ〜っ 棚卸し間に合わな〜い
どんどん実っていった
発達障害の人は確実によくなっていく
藤家くんおめでとう
ありがとうございます
パチパチ
最も感じの良かった店員賞
そういう知恵を持っている人の本を出そう
岩永先生
愛甲さん
もりしーこと森嶋さん
神田橋先生

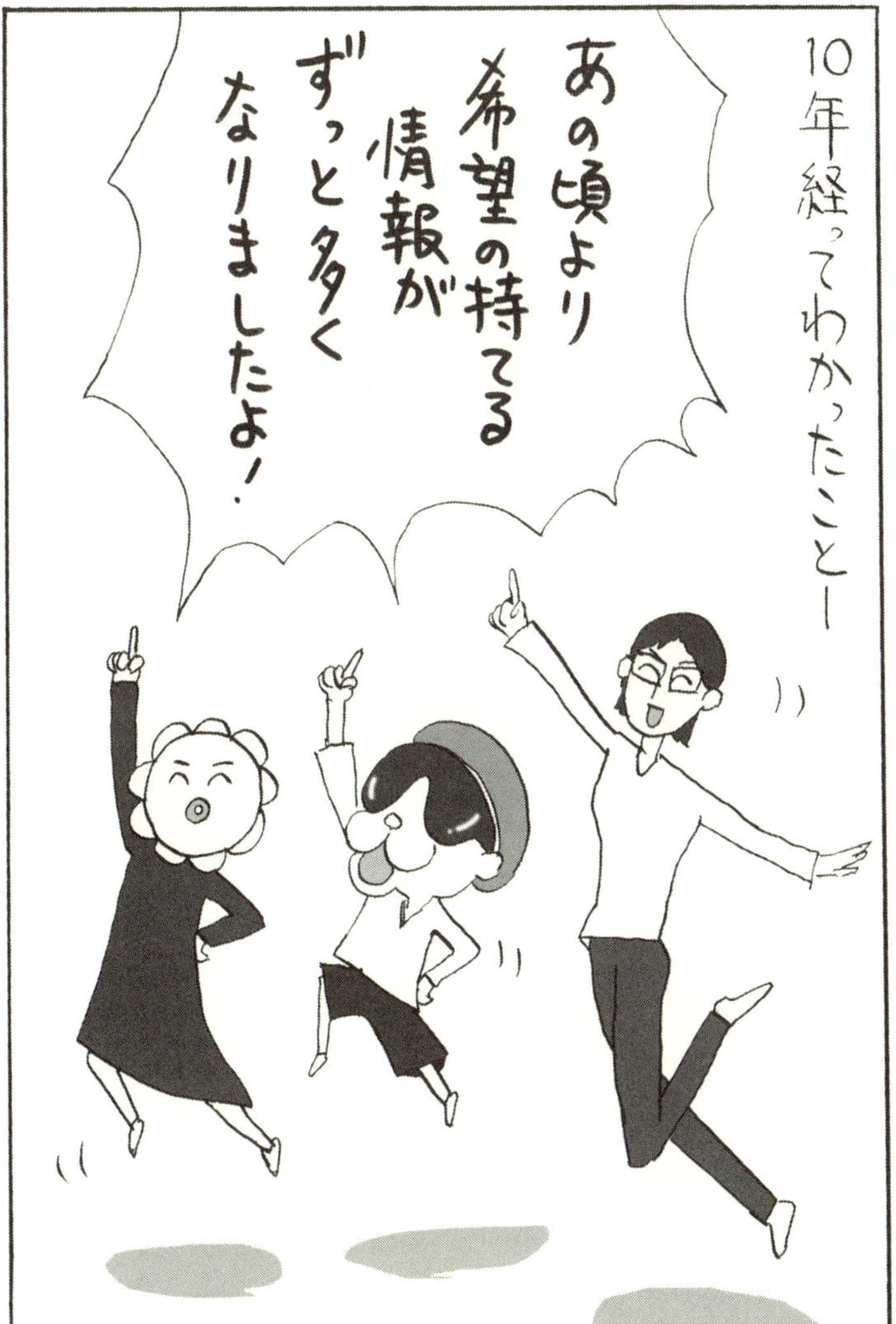
10年経ってわかったことー
あの頃より
希望の持てる
情報が
ずっと多く
なりましたよ！

10年目の自閉っ子、こういう風にできてます！　もくじ

第一部

自閉のまんまで幸せになった
「10年前に夢見てた日々、かも」

すてきな黒歴史

浅見 おかげさまで赤い本、『自閉っ子、こういう風にできてます！』は、まあ「この分野にしては」っていう話ですが、ベストセラーになってます。じゃあ中にどんな内容が詰まってる本かっていうと、基本的にお二人の恥ずかしい話がいっぱい入ってますね。でもその恥ずかしい話がこれだけ長年ヒットしてくれるといい歴史になったなあという感じがします。どうでしょうニキさん。

ニキ ひな壇芸人と一緒で、笑いに変えてお金をちょうだいしたわけですね。恥ずかしい思いをしたことでお金をもらえた。

なるほど。これ、二〇〇四年に出た本ですよ。まだちょこちょこ売れているんだから本当にありがたいことです。

10周年になんかやらないとですね。

と思って、この本の企画を思いついたんですよ。

あれから花風社は色々な本を出しました。自閉症をめぐる状況も変わり、私自身も様々な経験をして、一時はもう発達障害の本を出すのをやめようかと思った時期もありました。けれども不思議なご縁に恵まれて神田橋條治先生の『発達障害は治りますか？』という本も出しました。そのとき、10年残る本しか作らないというのが神田橋先生の方針だと教えていただきましたが、『自閉っ子、こういう風にできてます！』はまさに10年残りました。うちの本はおかげさまでちょびちょびずつでもロングセラーになってくれる本が多いようです。

10年の間に、二人に何があったか

あれから色々ありましたけど、ニキさんはあのとき別にものすごいどん底にいたわけではありませんでしたね。そういう意味で、劇的な変化はなかったかもしれません。でも今私はニキさんを見ていて「昔夢見たような生活しているなあ」と思うんですよ。

うん。まあそうかもしれません。

なんでそれが可能になったのか、目撃してきた10年だったと思います、私にとってはね。そしてその間にお二人は、いっぱい本を書いてくれました。そうやって私たちに自閉の内面について貴重な情報を与えてくれると同時に、不安を感じがち、世の中誤解しがちな脳みそのニキさんが、どうやって健やかな生活を送っているか教えてくれているんですよ。

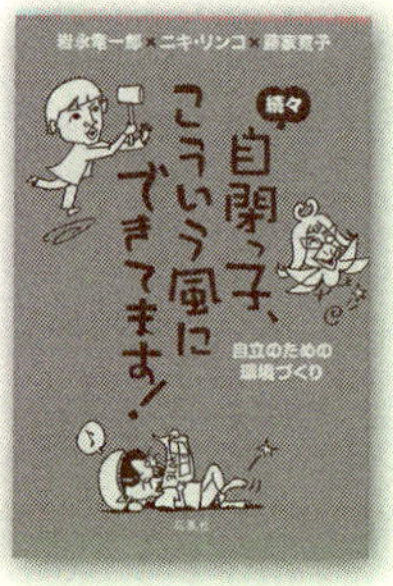

『続々 自閉っ子、こういう風にできてます！』

これは、ニキさんが岩永先生と一緒に、ご自分の気まぐれな身体感覚をアセスメントしていった本です。その結果普通の人から見ると不思議なような環境づくりが、自閉の方が健やかに社会人生活を送るためには必要なんだってわかりましたね。また、建築など異業種の方たちも、発達障害の方の感覚の問題に取り組もうとしているのがわかりました。

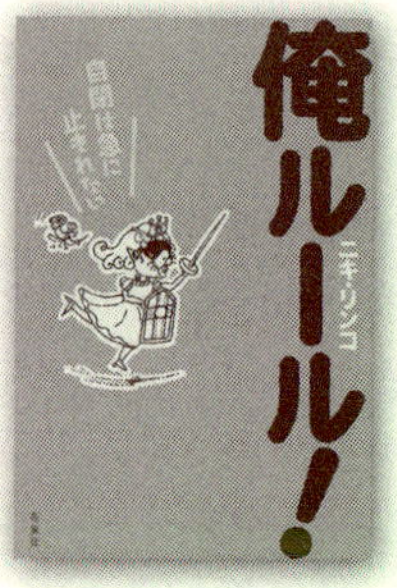

『俺ルール！——自閉は急に止まれない』

これは、ニキさん初の書き下ろし。自閉の方の思考回路を見事に説明した本ですね。しかも読み物としても楽しいように笑いにくるんで。これを読むと、自閉症の人の不思議な行動を悪意に取ることがなくなっていくような気がします。「自閉っ子の不思議な振る舞いには、話せば長い浅いワケがある！」というのがキャッチフレーズで、いかに「ワケが浅い」かを教えてくれました。

『自閉っ子におけるモンダイな想像力』

これは「想像力の障害？　わけわからん」という疑問に答えて作った本ですね。私自身もこの本のおかげで、想像力に障害があるってどういうこと？　ということが初めてくっきりとわかりました。

この本は藤家さんのために書いたんです。藤家さんが作家志望だったのに、「想像力の障害だから作家になれない～」と嘆いているのを聞いて、想像力の障害というものがおおざっぱにとらえられているからそういう誤解が起きるんだ、と思って。

想像力の障害って、ぱっと言われても何がなんだかわかりません。自閉っ子、ユニークな面白いこともいっぱい語るし、想像力豊かじゃないの？　みたいに思うこともあります。でもこの本の中でニキさんが「世俗の役に立たない想像力」という概念を持ちだしてくれて、自閉っ子が愛おしくなりました。この本を読んでそういう気分になる人は多いんじゃないでしょうかね。そして

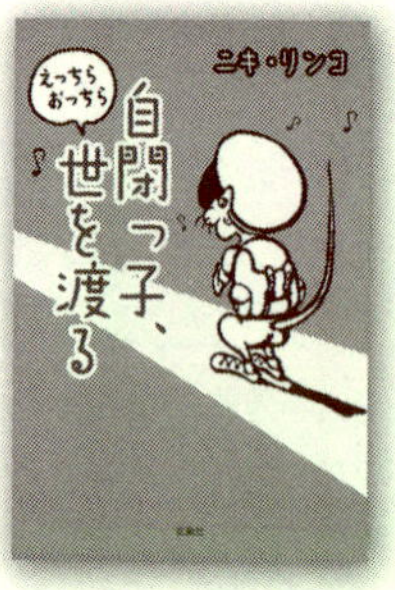

『自閉っ子、えっちらおっちら世を渡る』

これはもう、感動ものです。「子どものときにわかっていたら大人になるのが怖くなかった」知恵が満載の本ですよね。

自分が抱いた不安をこれからの自閉っ子は抱かなくて済むように、雪かきだけはしておこうと。そして書いていてしまうと、結構忘れるんですよね。覚えているとしんどいこと

も、書いてしまうと忘れるんです。それで助かることもあるけど、困ったことにいざお話しようとすると忘れているんです。あと、どの本に書いたか忘れている。どれに何が書いてあるかは浅見さんにまかせてあります。

いやあ、それが私も時々わからなくなって。年に数冊しか本を出していない出版社なんですけど、まあ10年やるとたまりますわね。

まあ、どの本かわからなくなったときには全部お買い上げいただければいいんじゃないでしょうか。

それがいいですね！　どの本も面白くてためになるので、決して買って損はしないので！

それでも私が、「高機能の人」、「高機能のお子さんがいて世の中誤解して不安感じたり憤り感じたりしているお子さんをお持ちの保護者の方」に真っ先におすすめするのは、実を言うと『自閉っ子、えっちらおっちら世を渡る』なんです。これを読むと、ニキさんって不安を散らすためにものすごい努力していると思います。と同時に、やっぱり自閉って大変な障害だと思いますね。

私は忘れっぽいおかげで世の中恨まないですむところもあります。そういう点では恵まれているんだけど、忘れっぽいので毎日生活不便です。

ニキさんは自分の脳みそが生活に不便だという自覚もあって、最近は老いの準備をしたりしていますね。私より少し年下ですが、私より鋭意老後準備中ですよね。

やっぱりね、老後準備も手間がかかるんですよね。そして準備と言っても、実は頭の中でぐるぐるしているだけなんですけど。というか、具体的に考えない、っていうのも大事な準備なんです。
たとえば老人ホームに関しても、今情報を集めちゃだめなんですよ。

なぜですか？

パンフレットを見て、イケメン外人モデルが車いすを押している写真を見て、わーこの老人ホームに入ろう！　とか思うと、それが焼き付いてしまうんです。でも実際にはその老人ホーム破綻するかもしれないでしょ。そして車いすを押してくれるのは、イケメン外人じゃない可能性が高い。その人はモデルさんなんですから。

そうですね。パンフレットの撮影用に雇ってきたモデルさんの可能性が高いですね。

でも私たちは視覚で焼き付いてしまうと、そこでもう、印象が強烈になってしまうので。そういうのにだまされて、しょぼい老人ホームに多額の契約金を払ってしまいかねません。あげくの果てに破綻したり。

それに老後、どこに住むかもまだわからないでしょ。なのに近所の安くてもののいいお魚屋さんに目をつけて「老人になったらここでお魚を買おう」とか思っても、自分がそこに住み続けるかわからないし、お魚屋さんがずっとあるかもわかりません。だから「なるべく具体的に思い浮かべないように我慢をしておく」のが、老後の準備なんです。

なんか、老後の準備も私たちと違いそうですね。それは認知の特性とか記憶の特性が違うからですね。そしてニキさんはいつものとおり脳みそオタクぶりを発揮して、どうやら相当自分独自の老後の準備について割り出し、鋭意実行中なんですね。

まあ、ニキさんの膨大な老後準備話にここで詳しく入っていくと、たぶん一冊本が終わってしまうので、ここではちゅん平さん（藤家寛子さん）に話を振りましょう。

ちゅん平さんのこの10年は、ただただ劇的な回復の10年でした。相当な心身脆弱を見事に克服し、今は健やかな社会人になりました。小さい頃から抱えていた二次障害も克服しました。実は支援の世界《ギョーカイ》、あまり劇的に立ち直るケース、そんなに多くはありません。詳

しくはこの本を読んでいただければと思いますが

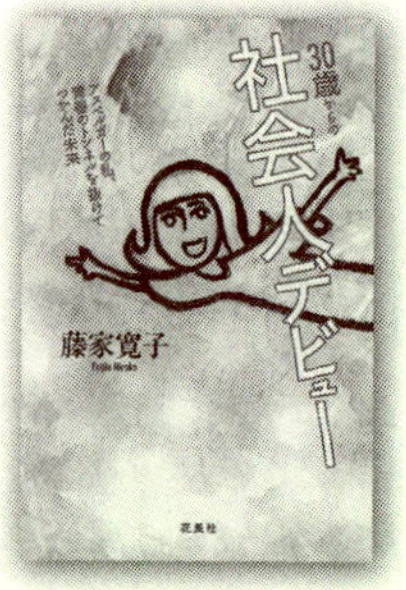

『30歳からの社会人デビュー』

これだけ立ち直る人って珍しいらしいようです。

引きこもり→就労支援→（障害者枠ではなく普通に）雇用されて元気に働く

までになった藤家さんの立ち直りを、みんな珍しい珍しいと言います。けれども珍しがっているだけでは支援になりません。藤家さんの例を、ありふれたものにしなくてはなりません。この本の目的の一つはそれです。「普通立ち直れるよね」と、多くの人がさらりと言えるようになること。「立ち直ることを常識にすること」です。

実は『自閉っ子、こういう風にできてます！』が出たあと、あれだけ話題になった本を作ったあとも、藤家さん、つまりちゅん平さんはかなり波乱万丈で大変でしたよね。

藤家　そうですね。

ニキさんと二人で佐賀に会いに行って、死んじゃうんじゃないの？　と思いました。36キロまで体重が落ちていたんですよね。

二次障害で引きこもって、食事もできなくて、お医者様が衰弱死するのではないかと焦っていて、点滴につながれっぱなしでした。死ぬかもしれないと思っていました。

二人で待っていたらあちらから杖にすがりついて歩いてきて。

影みたいだったでしょ。

影……そうですね。とにかく生気がなかったです。シルエットを見ると、杖と杖が歩いてくるみたいでした。びっくりしてしまいました。衰弱して、杖がないと立っていられない状態でしたね。本当に今のちゅん平さんを見ると、夢のようだと思います。
　そういう時期から、ニキさんと私、藤家さんと私、の組み合わせで講演会等を行って会う機会は割と多かったけど、三人一緒に会うっていうことは本当に数えるほどでしたね。

藤家さんと私が会う機会はあまりないよね。

みんなばらばらに住んでいるしね。

用事がないとあまり連絡取らないし。要するに日頃から仲良くしてるとか、プライベートでつるむということは全然ないんですよね。

そうなんですよね。仕事が取り持つ縁。私はそれぞれとは、何冊か本を作りました。藤家さんに関してはその立ち直りの試行錯誤を、その都度その都度本にしてきました。

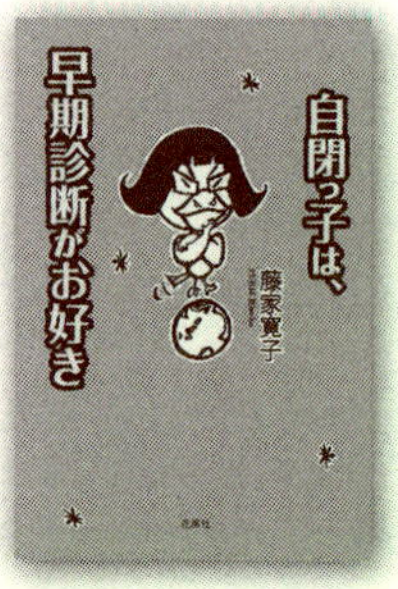

『自閉っ子は、早期診断がお好き』

これは、10年前の本でも話題になった「巨人のいる世界観」を手放したときの話です。手放すのはつらかった。でも手放して、それで健康になりました。

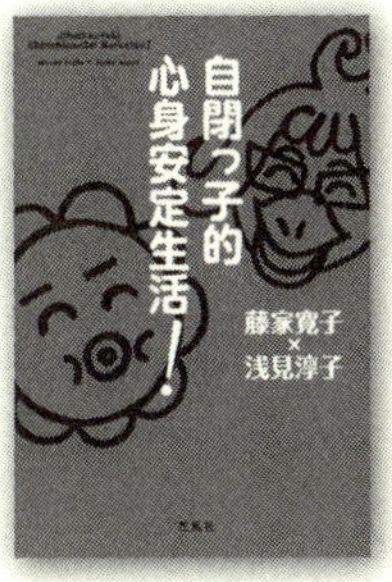

『自閉っ子的心身安定生活！』

これは、ちゅん平さんが週に五日作業所に通えるようになったのが嬉しくって作った本です。この頃私は自閉症の人により法的被害を受け、裁判を起こしていて、もう発達障害の本を出すのをやめようと思っていました（編注：裁判の経過は『自閉症者の犯罪を防ぐための提言』にまとめてある）。でも立ち直っている人もいるんだよ、と伝えたくて、発達障害の世界を去る前にこの本だけは出そうと思いました。良くなる人もいるんだよ、って最後に伝えたかったからです。

そして『30歳からの社会人デビュー』が、集大成です。心身健康になり、支援を上手に利用してついにはお勧めするようになって、そのあとも色々なトラブルが起きるけれども、その都度乗り越えていく様子が書かれています。

自閉のまんまで幸せになった

実はちゅん平さんが初めて一般企業の就職面接に受かったのは、二〇一一年三月でした。大震災があり、関東はまだ放射脳への不安や余震や物不足で混乱していました。そのとき遠い九州から、ちゅん平さんが就職試験に受かったという話が飛び込んできました。涙が出るほど嬉しかったのを覚えています。

覚えてる覚えてる。

ちゅん平さんは、10年前のヒット作を出したあとも混乱してきて、苦しんできたんですよね。本を出せてめでたしめでたし、じゃなかったんです。でも一つ一つ乗り越えてきて、今幸せなんです。

　お二人とも、本当に今幸せそうです。自閉のまんまで、でも健康で幸せそうです。どうしてそれが可能になったのか、この本ではじっくり解き明かして、そして読者の皆さんもそれぞれ健康で幸せになるヒントを得ていただきましょう。

　それにしてもニキさん、会わなかった間の藤家さんに起きたことの話、読んだり聞いたりしましたよね。どう思います？

これ言うのちょっと恥ずかしい。的外れかもしれないし。

いいですよ。どんな的外れなことでもいいので言ってみてください。

聞きたい聞きたい。

お仕事の話に、カタカナの言葉がいっぱい出てきて。カタカナ覚えられないんですよ。たとえばなんだっけ。ハンギングとか。

おお、そこが気になりますか。ちゅん平さんが最初に一般就労を勝ち取ったスポーツ用品店でハンギングという仕事をバリバリやったんですよね。

ああ、ハンギングというのは、仕入れた洋服、Tシャツとかをハンガーにかけることですね。

Tシャツをハンガーにかけるの？

スポーツ用品店は全部ハンガーにかけるんです。

そういえばそうだ。

私、スポーツしないからスポーツ用品店って本当に行かないからなあ。

でも私がスポーツ用品店で働くっていったら何かの間違いなんじゃないかっていう人がたくさんいました。どうやって雇われたんだ、とか。スポーツ用品店で働く人はスポーツができる人と思われたみたいで。だから場違いなところで働いてない？　みたいな反応がよくありました。

そうですか。でもニキさんもバックヤードのお仕事していたでしょ。得意だったんですよね。

やっていました。

自閉症の人、結構バックヤードの仕事得意じゃないかな、と思ったんです。伝票とか覚えるの得意だし。記憶力いい人には向いてる仕事じゃないのかな、と思ったんです。だから藤家さんがスポーツ用品店で働くといったとき、合っているんじゃないかな、と私は思いました。

そうですね。私も自分の特性に合ってると思ったし、職場見学のときから興味を持った職場だったので、そこに就職できてよかったなと思っていました。

ニキさん、他には感想ないですか？

カタカナ言葉、他にもわかんないやつあったんだけど忘れちゃった。覚えることさえできなかった。でもまあ、世間一般用語が多くて難しかった。お勤めとか面接とか、ほとんどやってないもんですから。面接とか考えたら本当に怖くなっちゃうので、すごいなあ、藤家さんって勇敢な人だなあ、と思いました。

長所は「伸ばす」。欠点は「活かす」

あ、でもそれは本当にそうですよ。勇敢な人ですよ。それは藤家さんの財産の一つでしたね。勇敢だったから、立ち直ってきたんですよね。

そしてこの本で語っていこうと思いますが、「勇敢」は藤家さんの長所の一つですが、藤家さんはまた、欠点に見えるところもあるんですよね。ていうか、ケチでミーハーですよね、藤家さん。

うふふ。ケチでミーハー、当たりすぎています。その通りです。

実は藤家さんがケチでミーハーなことに私が気づいたのって、健康になってからなんですよ。健康になると本性がはっきりとわかってきて、その結果ケチでミーハーだってわかったんです。でも、悪口言っているんじゃないですよ。だってそのケチでミーハーなところを上手に活かして立ち直ってきたんですからね。

みんな「いいところを伸ばす」っていうことはよく言うけど、実は一見悪いところも自分で自分を立ち直らせていくのに使えるんですよね。この本のテーマの一つがそれです。というか、お二方も10年間で様々な収穫を得られたでしょうけど、私にとっての10年間の成果がそこにあるんです。「強みは弱みの裏にある」ということ。それが学べたこと。「長所は伸ばす。欠点は活かす」ことが健康になるコツだってわかったこと。そして何が長所か、何が欠点かを現実的にとらえる「アナログなアセスメント」。この本はそこを読者の皆様にご披露していきます。

脳みその無駄遣いかどうか激論

ところで『自閉っ子は、早期診断がお好き』の表紙ですが、これ鳥の顔でつり上がった目をしていますが、これは別に画家さんが悪意で描いたわけではありません。本当にこういう顔だったんです。

悪意ないです。本当にそのままの顔でした。

似てましたよね。

でもどんどん顔が変わっていってしまって、今はこういう顔でしょ。

ご自分でも「人間化が進んできた」って言ってるちゅん平さんですが、画家さんの目から見てもだんだん人間になってきたんですよね。

でも支援を受けている途中は、自閉症に特化した優秀な組織の支援を受けても、良くなったり悪くなったりの繰り返しでしたね。

支援をしてくださっている大本の先生がいらっしゃって、その下にカウンセラーの方がいっぱいいらっしゃって、カウンセリングを受けていたんですけれども、大本の先生は年に一回くらいしか現れないんですね。そして毎月毎月私の担当のカウンセラーの方がいらっしゃったんですけど、年に一回先生が来られたときに、なんで二人は意見が一致しているんだろうっていうのがあって。

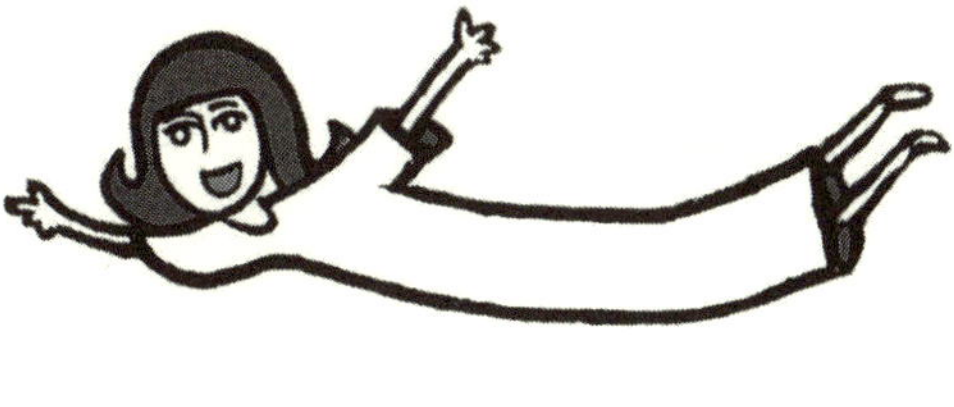

わはは。

裏が見えなかったんですね。大本の先生からの指令で、カウンセラーの方が動いていらっしゃるという裏が見えなかったんですね。それがわからないから、この人は年に一回しか現れないけれど、私の経過をすべて知っているし、魔法使いみたいだなあと思っていました。でもそのつながりが見えなかったので混乱したっていうか、そういうのがあって言うこと信じていいのかなとか疑心暗鬼になってたところがあって。

おおお、そういうつまんないこと考えていたんだ。

つまんなくないです。

かな?

うーん。

「脳みその無駄遣い」に私には思えるけど。

つまんなくないね。

二対一で浅見さんの負け〜。「脳みその無駄遣い」ではありません！

「コタツの中の脚」と一緒ですね。二対一で浅見さんの負けです。

え〜とね。一年に一回しか会えないっていうことは、その先生はものすごくお忙しいということで、会える時間はとても貴重でしょ。ということは、予習しているわけですよむこうは。的外れなこととか、他の人がすでにきいてあることを改めてきくと二度手間でしょ。だから陰で、いないところで、宿題をしているんです。

でも私はですね、陰の所にいる人に生活があるというのを知らなかったので。

そうだね。人間じゃないみたいに見えてたからね。ニキさんが10年前の本で「浅見さんって人間なんだ」って言ったけど、それと同じような世界観を少なくとも当時はまだ持っていたんですもんね。

持っていましたね。当時は巨人がいるって言ってたんですけど、全部配役だと思っていたので、その先生は私の場面に登場しないときは「出待ち」なんだと思っていました。

一年間「出待ち」ですか。すごい退屈だな。

先生がネットに日記とか公開していて、藤家さんの知らない人とお食事に行ったとか、コンビニで新しいスイーツが出てたとか、そういうのを見ると、だんだんヒントになっていくかもしれません。一般的に支援者とか医療の人の私生活ってあまり公表することって好まれないでしょ。だけど自閉関連の人にとっては支援者に個人的な生活があるということは、とても情報としては貴重です。

何々はどこのメーカー使ってる、とか細かい情報じゃなくていいんです。結婚してるとか子どもがいるとか。

電話料金払うの忘れてて止められそうになったーとか。コンビニでおまけがほしくて探し回ったけどなかったとか、そういうことを公表していると、いないときにコンビニに行っているのがわかったりします。

はああ。そこまでやると、備品じゃないとわかるのね。

この頃はまだばりばりそういう世界観でした。

はっきりと備品だと言わなくても、頭では違うらしいと理解していても、なんとなく歯医者さんがスーパーにいたりするとやっぱり気持ち悪いですよ。理解していても。

なるほど〜。その気持ち悪さが私なんかにはないから、そこで一個脳みそラクですね。ところで「いない人が出待ち」、をスケール大きくすると、外国に住んでいる人になりますが、あの頃まだロシアとか中国とか架空の国だと思っていたみたいですよね。

そういう感じですね。架空の国っていうか、まあ架空の国か。人がばばばばばっているというのはわかるんですけど、その人に中味があるとは思わなかったです。それぞれ性格があったり、好みとか、そういう色々な要素があるというのがわからなくて、ただマネキンみたいにいっぱいいいるんだと思っていました。

ロシア人のマネキンとか。はああ、なるほど。
そういう不思議な世界観を持っていて、それを強烈に塗り替えられたんですかね、支援を受けることによって。だって、自閉は自閉のままでいいとは思うけど、そういう世界観を持っているとものすごく生きにくいよね。

まず体力を消耗しますね。頭を使うので。

余計なことで消耗しますよね。それと話が通じないですよね、一般の人と。

そうですね。

我々はロシアという国名を聞いたときになんとなくロシア人がいっぱいいていろんなキャラがあって国としての歴史を持っていてロシア人の一人一人が血肉を持っているというのがかなりオートマで、○・○○○一秒くらいでわかります。それが自然にわかる人と自然にはわからないかつてのちゅん平さんみたいな人が、一緒に社会生活を送るとすごく難しいと思います。この頃は本当にまだそうですよね。10年前の赤い本の中で、我々に巨人の話をして私たちはわははははと笑いましたが、藤家さんご自身は「ニキさんも浅見さんも笑うけど本当は巨人はいるんだぜ」って思っていたんですよね。

そうです。当然のようにいました。

巨人問題はどう解決していったか

私はなんというか、色々説明したけれど、巨人にはさすがに手を着けなかったんです。

あらそうなの。

もっと小さいところは色々説明したんですけど。東海道新幹線と東北新幹線は縞の色が違うとか。だから別々なんだよ、とか。魔女ではないとか魔法が使えないとかは言わないで、たとえ魔女でも使える魔法は限定されてることがあるんだよ、という言い方をしようとしました。

それはやっぱり、巨人問題というのが、藤家さんにとってたぶんすごく重大な、っていったら変だけど、重大な鍵を握っていると思ったからですか？

それでしんどい部分もあるだろうけどそれによってラクな部分もあると思ったから。

巨人に丸投げできるから？

そう。一概にしんどいとは言えないし、あまり一度にたくさんあれも違うこれも違うと言われても、そんなに消化できないだろうと思って。だからあまり大勢に影響及ぼさない細かいことをしつこく言った覚えがあります。

すごいね。細かいね。ニキさんの支援。やっぱり文化が同じだけのことあるわ。

エキスパートですね。

私なんか「いないよそんなもんがはははは」だったのに。がさつだわ〜。

でも、巨人がいないのかな、ってすごく自分の中で疑いができてきて、じゃあ周りの人は配役とかじゃないんだ、と思って。外を歩いている人とかを見て、この人は右に行く右に行く、って私が念じても右には行かないんだって気づいて。実際に右に行かなかったんですよ念じても。そのときに、あ、この人、人間なんだ。私とはまったく違うこと考えているんだ、私とはつながってないんだと思ったら、すごく怖くなって、そういう人が何百人何千人何億人っているんだと思ったら大パニックになって、それで巨人いるもんいるもんって思って、しがみつきがはじまってきて。でもその頃から巨人が姿を消すようになったんですよ。

そうなんですか。姿を消すって？

はい。巨人はいないってわかってるんだよへへへ、ていう感じではなくて、巨人って本当はいないんだ、私どうしよう、っていう気持ちが出て。それでもいやいるもん、って自分で言っているときはすでにわかりはじめているときだったんですね。頭の中ですごい葛藤が起こって、いなくなっちゃうぞボクは〜って巨人が言うんです。

脅してくるの？

壺に吸い込まれていくイメージなんですけど。

ああ、巨人が壺に吸い込まれていくんだ。

でもさあ、ボクがいなくても大丈夫になったって思ったんじゃない。

そうかあ。でもさあ、考えてみたら巨人、就職とか決めてくれなかったよね。

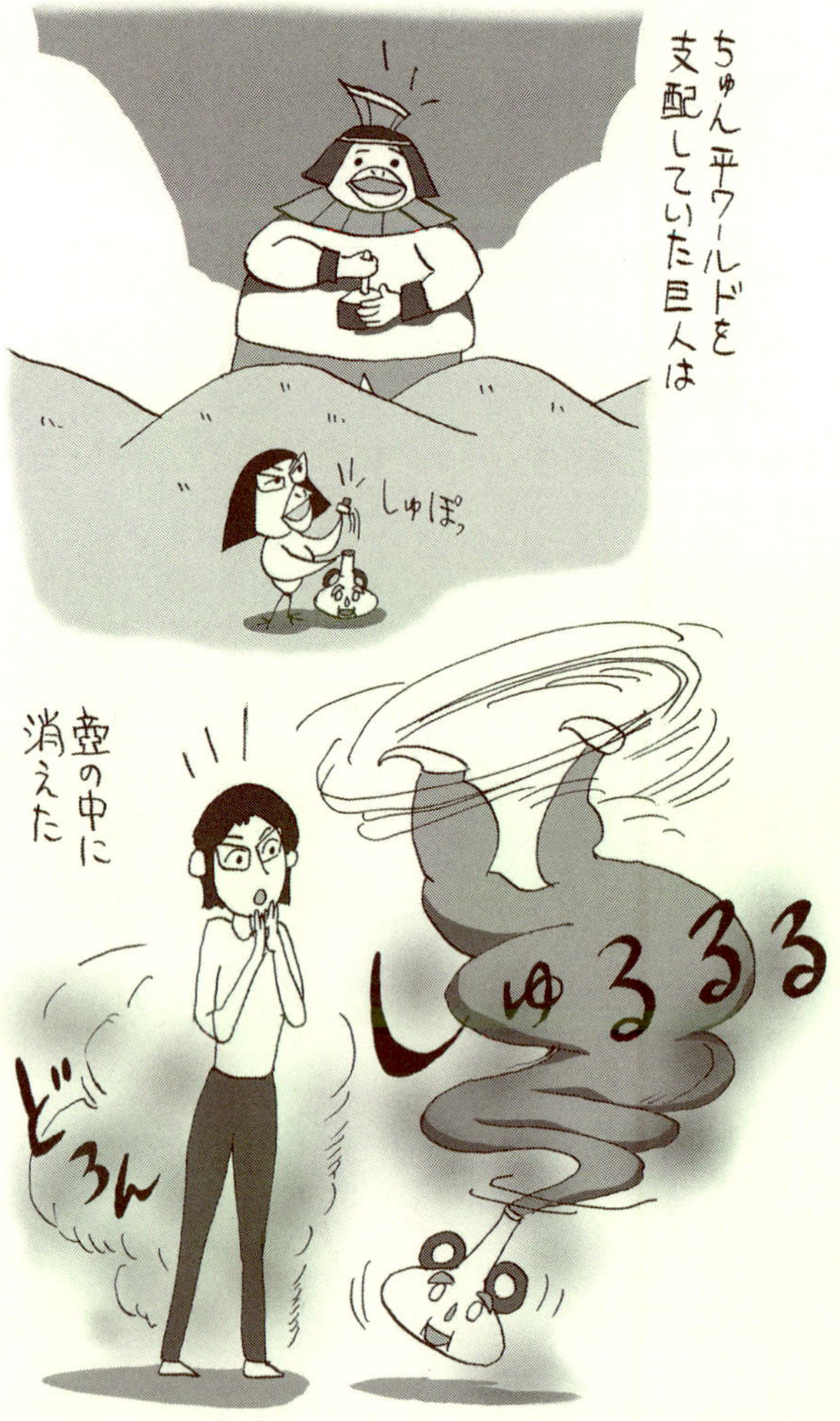
ちゅん平ワールドを
支配していた巨人は
しゅぽっ
壺の中に
消えた
しゅるるる
どろん

そうなんですよ（怒）。私、不遇な役回りだったみたいで。

そうなんだ。役回りだったんだ。

でも納得していたんです。「不遇な人生の方がドラマティックだからだ」って。

へ〜。

場面がいっぱいとれるから、こういう設定なんだと思いました。

そう。そして虚弱という設定でしたよね。だからわざわざ、おうちの隣が病院という設定だったんですよね。だから食べられなくて栄養失調で倒れても点滴に担ぎ込まれるのに便利。

そうなんですよ。そこまで設定だと思っていたんです。

巨人がいなくなって自発性が芽生えた

なるほどね〜。まあそういう風に見えていたわけだから、巨人がいたわけだから、そしてすべてが設定だと思っていたわけだから、自発性なんて出てくるわけなかったよね。

なかったですね。すべて決められていてシナリオ通りなんだと思ってたから。受け身な人生で、自分から何かをしようとは思わなかったですね。

自閉症スペクトラムの方って様々なので、もちろんみんなに巨人がいるとは思わないんですけど、藤家さんはこれだけ語る能力があるからこそここまで面白いこと言ってくれるんですけど、うっすらそういう感じの、なんというか、自分の運命っていうのは自分で動いて決めるんじゃなくて、誰かが天の上で決めてくれているもんだみたいな世界観持っている人は多いんじゃないかなあ。

ていうかね、自分でこうしたいと思ってそっちの方に努力するってワガママだと思ってた。

あら、そうなの？　なんで？

逆らうことになる。

誰に？

わかんない。

巨人では？

巨人？

でも、昔なんか、ここへ嫁に行けっていわれたところに嫁に行ったりしたじゃないですか。自分で色々こういう仕事につきたいからこういう勉強しようとか、そういうこと思っちゃいけないんだと思ってた。不遜だと思っていた。

ははあ。でもまあそうだとすると、結果から見るとやる気のない子というか、モチベーションのない子に見えてしまうリスクはありますね。そのへん、自分の意思を持って、とくに自立をしたいんだったら、自分で努力しなければいけないってなんらかのかたちで教えてもらわないと。

自立してもいいんだっていうのもよくわからなかった。

ああそれも教えてもらわないといけないんだ。

そうですね、私も自立の定義がわからなかったです。

定義？

支援者に自立しろ自立しろと言われたんですけど、自立とはなんぞや？ と。どういう状態が自立っていうんですかっていうのをきけばよかったんですけど、ききもせず。どういう状態なんだろうと悩んでいました。

私は自立というのはどういう状態かわかってたんだけど、そこがわかっていても自立するのは生意気だと思っていた。

運命って、自分で作っていっていいの？

それは難しい状態だなあ。なんというか、いいとか悪いとかじゃなくて、そういう状態を想定し難いという意味で、私には難しいです。

まあとにかく、この頃はまだしっかり巨人がいて、その巨人がだんだん壺に吸い込まれるようにいなくなって。

「ほんとに消えちゃうけどいいのかい？」みたいな。

そうやって巨人が消えてみると、もう誰も就労を持ってきてくれないわけだから、自分で努力しなくちゃいけないとわかりますね。

そうですね。まず、人に対しての意識が芽生えたんです。
この人たちの人生は決まってないし、私の人生も最初から決まっているわけじゃない、って。っていうことは自分でやらなきゃいけないんだ、っていう自分の意思の存在を知ったので、そこから自分で努力しなければ何もできないんだということに気づきました。

そうかあ。それからめざましく努力しましたよね。

そうですね。やっぱり自分で稼がなきゃ誰も助けてくれないというのがもともとあるみたいで、そこの感覚をすごく大事にしていて、がっつけがっつけという感じで。ウルフルズとか聴きながら頑張ってました。

本当に二次障害で膠着状態になっている人とても多くて、藤家さんも一生治らないのかなと思っていましたけれど、だんだんだんだん佐賀から聞こえてくる便りが、就労支援につながったとか、週一で訓練とかそれが週三に増えたとか、ちょっと信じられない話になってきました。昔は講演も前後合わせて三泊しなきゃ体力もたなかったり、サポーター必須、で主催者の方の負担も大きかったんですけど、今は一人で来て観光までして帰って次の朝から仕事ですよね。しかも最近は、自分で交通機関の手配もできるようになって。

そういう手配とかは、仕事を離れたところで、たとえば趣味で旅行したりすることによってできるようになることがあるんです。だから遊びも否定しちゃいけないんですよね。

なるほど。藤家さんは、今は自分で手配して遊びで旅行することさえできるようになりました。

考えてみたら、たまに入る自閉っ子関係のお仕事と普段のお仕事と遊びと、全部楽しんでいますよね、今はもう。伏せっていた時期が嘘のようです。そこまで体力がついた時期って、巨人がいなくなった時期と重なっていますよね。自分なりにトレーニングをしないという気持ちも芽生えたし。

自分の身体の仕組みがわかってきた

体力がついたのはご飯を食べられるようになったのも大きいと思います。

そういえばご飯食べると体温上がるって知ったのも最近なんですよね。

あらそう。

うどんすきを食べたんですよね。

食べたら汗が出てきて、おいしい~と思って食べてたのに自律神経が乱れた、と思ったのです。食べると体温が上がるっていうの知らなかったです。

うどんすき食べたら汗が出るのは割合普通の現象だと思いますよ。でも昔は空腹感も知らなかったからね。胃がひきつれるとか言ってたんですよね。それが空腹じゃないのっていったらああこれが空腹かということになって。

だからね。そのときに食べるとたくさん入るよって言ったんです。そうしたらやってみたら本当だったとか言ってましたよね。

だんだん自分の身体の謎が解けてきましたよね。

トイレの感覚も最近ちょっとつかみはじめてきたんです。

本当に？

前はムカムカムカムカして吐き気がすごい状態になるとトイレかな、と思っていたんですけど、最近腰のところがトントコトン、ってこびとさんが叩いているような感覚があって、ん？　この下半身の感覚って何？　もしかしてこれが尿意ってやつかもって思ったんですけど。

多分違うと思うなあ。もう一段階発達があるような気がしますね。でもだんだん近づいてきたよね。部位が。下半身までたどりついたもんね。

これね、そんなに当たってなくても、行ってみたらちょっとは出るんです。だからもしかしたら外れているかもしれない。もし外れてたら、あとで当たるようになってきたときに、「あれ間違ってた」ってわかるから。そのときにあまりがっかりしないでください。

しないようにします（ちょっと不満）。

なんか34歳になっても色々覚えること多いね。

多いですね。

でも私より知ってること多いところもあるもんね。着るもののこととか化粧品のこととか。

レジもできるんですよ。

そうなんです。レジ打ちながら、袋詰めしながら、オススメ品も紹介しているんですよ。

なんかしおしお、っとなります。私はそういうの回避してやらない人生を選んでしまったので。

それぞれの努力のかたち

それはそれでいいんじゃないの。自分がやることやってるから。努力のかたちって様々ですから。自分の身体の謎を解くの、ニキさんはもうすでに10年前からやっていたからね。普通の人とどう違うのか、自力で気づいていたし。

でも早起きとか、私未だにできていないですから。

この本を読むと

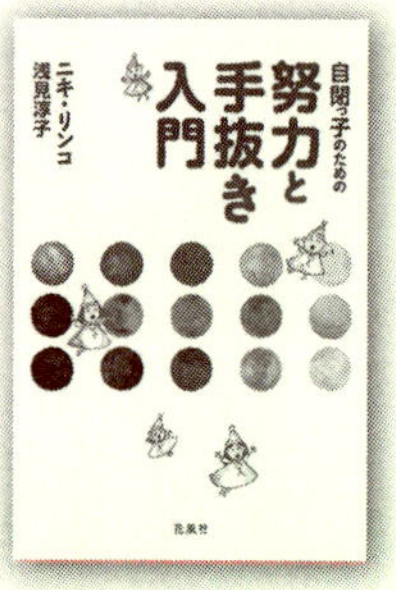

『自閉っ子のための努力と手抜き入門』

藤家さんが虚弱なくせに体育会系の根性があって、努力のかたちにど根性系が入っていますね。それに対し、ニキさんは上手に自分にあった努力をしていますね。おばさん型努力の名人ですね。

いやなことからは逃げたり。あわよくばラクをしよう。あわよくば得をしよう。あわよくば楽しい思いをしよう。そういう方向には貪欲なんです。

ラクをするためには努力を惜しまないんですよね。

手抜きをするために怠りなくやるんです。

私は苦しいところを乗りこえていくのが好きです。

そうなんでしょうね。そういう努力もありです。

気持ちいいんです。

だからそれぞれの人の体質によって、ちょうどいい配分比率ってあると思うんですね。私みたいなのが60と藤家さんが40が合っている人と、私成分が30で藤家さん成分が70

の人がいるでしょう。一人ずつ違うと思うし、同じ人でも分野によって違うかもしれません。まあこれだけ両極端の二人がいるので、適度にまぜて使っていただければ。自分の色を作っていただければ。

使われていない能力の逆襲

そうそう。配分は自由。そして分野によって使い分けもいいですね。
まあともかく精進が実り、ちゅん平さんが週に五日働けるようになったことに喜んでびっくりして、『自閉っ子的心身安定生活！』を作ったのです。そしてその頃、ああ、今までと違うなあ、本当にあるフェーズを抜けたんだなあ、と感じたのは揺り戻しがこなくなったことですね。
それまでは調子がいいときも悪いときもあって、「よくなった！　よかったよかった！」って言ってるとまたどーんと落ちたり。でもこの頃になると、悪い情報が入ってこなくなりました。体力ついたのはご飯が食べられるようになったことも大きいのでしょうけど、過敏も和らぎましたね。今もまだ過敏はあるけど、かなりマシだものね。本当にひどかったものね。

ひどかったです。駅のホームでうどん食べている人がいたら、調味料は何々がこれ

くらいの割合だ、とかわかってしまうんです。醤油の匂いとだしの匂いが分かれてにおってくるんですよ。

へー。

鰹だしと醤油と削り節の匂いが分散してまざってくるので、吐き気がすごくて、人生ほとんど吐き気でした。

そう。

ずっとトイレにつっぷして過ごしていたので。

匂いそのものより情報量ですよ。つらいのは。

そうなの？

それがうどんのだし専用だったら、うどんつゆメーカーの開発職にでもつけば活かせるんだろうけど、全部にだから。しかもうどんつゆメーカーの仕事してるわけじゃないしさ。そういう敏感さが全部にだと、情報過多になるんですよ。

うどんつゆだけじゃなくて音とか、たしかに全部に敏感だったからなあ。

調理師でもないし、高度な設計するわけでもないし、換気扇の設計開発するわけでもない。だから過敏なだけで使えもしない能力がいっぱいあって、匂いとか音とかが情報過多になって、そのうるささで吐き気が起きていると思います。

なるほど。

疲労感とのつきあい方を覚えた

揺り戻しがこなくなったのは、調子がいいときにはしゃぎすぎないようになったのもあるんじゃないかな。

くたびれ方も中ぐらいで、しかも他の感覚と混ざってると、くたびれたという感覚だけを特定しにくかったと思います。でも倒れるくらい疲れると疲れだけ突出して、感覚が特定しやすくなりますよね。就労支援を受けているとき、ボールペンの作業で根詰めすぎたみたいな経験したでしょ。そういう経験を通して、根詰めすぎたときに何が起きるかみたいなことが、因果関係としてちゃんと見えたかもしれない。

「疲労感を感じにくい」、ということはどういうことかっていうと、「過敏だから他の感覚と切り分けできない」ということでもあるのか。それはやはり、私たちにはわからない。わからないというのは「んなことありえない」と否定するということじゃなく、実感として、自分の身体をもってわからないということですよ、念のために言っておくと。
　そして雑多に混じり合った感覚世界から疲労感の切り分けができるようになったのは、やっぱり経験値を積み重ねたことなんだね。なるほど。これは今後の就労支援の参考にしてもらえる情報かもしれない。

だってさ。鰹だしがそれだけわかるんだったら、疲れたとかもう少しわかってもいいんだけど。

なるほど。言われてみればそのとおりだね。

あとね、藤家さんの本でわかるのは、色々なところ、作業所であったり、そういう色々な場所で、周囲の支援してくださる方たちの問題が最初は出てこなかったけどだんだん出てくるんですね。それはもしかしたら、余裕が出てきて目につくようになったのかなと。やはり最初、かつかつで必死のときには、自分の直近しか見えないから。やっている作業に慣れたり、場所に慣れたりすると、余力が出てきて色々目につくこともあるだろうなと思いました。

ふーん。

だから「知的な障害の非常に重い方の方が不平不満を持たずに就労継続できる」という話はよく聞きますけど、その人たちももしかしたら、余力がないから気がつかないという可能性もあるんじゃないかな。不満がないなら支援の手を離してもいいと思うかもしれませんが、本人が不満も表明せず、ご機嫌だからと言って、周囲から見て改善の必要な点がないとは限らない、と思いました。重度の人は就労が続くというのを、決まり文句にしては危ない。中身を見ずに持ち上げたり、不満そうだからと下げたりしてはだめです。

「困らな感」の問題ですね。本来は困るべきところで、きちんと困ることができない、という問題。藤家さんは支援されて成長していくにつれ、困らな感が解消されていったのかもしれないですね。支援に不満を覚えるようになったこと自体が、支援の成果なのかもしれない。

　そういう意味でも私は、ずっと同じ支援を受け続ける必要はないんじゃないかなと思います。支援はその時々で選んでいいんじゃないかと。福祉の支援の場合もあれば、ナチュラルサポートもあるでしょう。高機能の方なら、障害者枠で就労するのも一般枠で就労するのもありでしょう。そこは当事者が自分の都合で選んでいいところだと思っています。
藤家さんの立ち直りの歴史は、いかに支援をその都度主体的に選んできたか、その選択の歴史でもあると思っています。

「社会」によって癒やされる

神田橋先生が「最近空気が読めるようになってきた」と言った藤家さんに、そういう能力はゼロからは出てこないとおっしゃって、そしてそのときの先生の推測では、自分の体調ばっかり気にしていた能力が社会の空気を読む方に回ったんだろうとおっしゃって（編注：『発達障害は治りますか？』参照）、なるほどと思いました。神田橋先生は強みと弱みは必ず表裏一体という考え方をなさいますが、そのときに腑に落ちたんですよね、どういうことか。

能力をよそにもってきたんですね。

そう、役に立つ方に持ってきたんです。それで、なんで体調にばっかり向いていた注意が場の空気を読む方に回ったのか、何がきっかけでそうなったのかずっと不思議に思っていたんですけど、やっぱりある意味、治りかけで世の中に出て、社会と接することで「社会」が藤家さんを癒やしたかも、という気が、今のニキさんのお話を聞いてしてきました。

ニキさんも昔、「完璧にならなければ社会に出られない」と思い込んでいた時期があったと、初期の頃の翻訳書のあとがきなどに書いていましたが、そういう誤解はもしかしたらすごくもったいないですね。この本の後半では、そういう話もしていきます。

身体感覚に話を戻すと、お二人の努力の仕方の違いは『続 自閉っ子、こういう風にできてます!』と『続々 自閉っ子、こういう風にできてます!』で顕著に表れています。

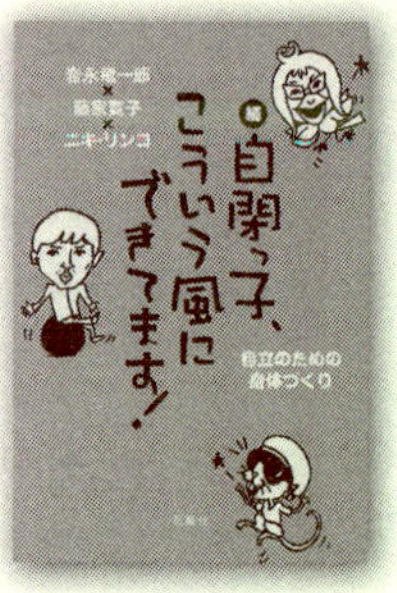

『続 自閉っ子、こういう風にできてます!』

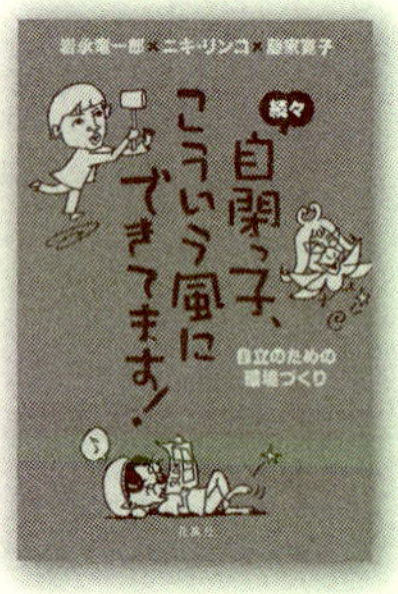

『続々 自閉っ子、こういう風にできてます!』

二人とも身体的なアセスメントをしてもらって、藤家さんはまだお若かったし鍛える方に行きました。そして、ごらんの通り成果がありました。アスリートになるために鍛えたわけではなく、普通にお店とかで働けるために鍛えて効果があったわけです。

この10年間で花風社は、岩永先生や、凸凹キッズ向けのスポーツ塾をやっていらっしゃる森嶋勉さんなど、凸凹キッズの身体感覚へのアプローチをしている方たちと出会い、今では自分の身体を扱うのがラクになるための訓練方法がいっぱいあるのを知りました（編注：参考文献『伸ばそう！ コミュニケーション力』森嶋勉＝著）。今は明るい未来につながる情報が、10年前よりはずっと手に入りやすくなりました。

一方、脳みそオタクのニキさんは、それまでえっちらおっちら自分でつかんでいた特性と検査の結果がぴったり合いましたよね。普通なら考えられない環境調整を勝手にしていたんですけど、それが当たってたよねっていう感じでしたよね。

自分のアセスメントのときには、自分の身体的な特性も知っておくのが大事です。ニキさんは脳みそオタクだっただけに、それが上手にできていたので、バグのある身体を抱えながらも、健康的な生活を送れていたのだと思います。

藤家さんも遅ればせながら、自分の特性をちゃんとつかむようになり、ご飯が食べられるようになって、朝起きられるようになって、過敏性が減って、そして過敏性が減ると、減った過敏性にはすごく対応しやすくなりますよね。

そうですね。

社会性って、案外そういう物理的なところへの物理的な対処から生やしていけるん

ですよね。それを知ったことも、10年間の成果だと思います。

「怖いもの」とのつきあい方

本当に藤家さんの偏食って、偏食というかもう「食べられるものがない」状態だったんですけど、今はほとんど普通に食事できていますよね。もちろん量は多くありませんが。いったい何がよかったんだろう?

偏食が治ったのは世界観が変わったからです。へんてこな世界観が偏食につながっていたんです。ピーマンが襲ってくるとか。

なにゆえピーマンがあなたを襲わないといけないの?

きれいな色をしたピーマンがあっても、煮るとへんな色になるでしょう。その変化にびびっていました。私何か悪いことしたっけ? と思いました。

ニキさんある? そういうの。

ない。

ないよね。

自分で調理するからかも。でも子どもは普通しないよね。

たとえば縦長のトマトがありますよね。あんな変なかたちのトマト、ぱーんとはじけるんじゃないかとか怖くなるんです。あと色にイメージがあるんですね。黄色だったらとげとげしているとか。そうしたら口の中に入れるのが怖いです。

共感覚みたいなのですね。トマトの系統図見ればいいんじゃない？

ああ、そういうの見ると安心ですね。

すごくたくさんのトマトがあるの。そしてひとつずつに名前がついているんですよ。

できればそれほどたくさんのトマトに出会いたくないですね。

イタリアとか南米とか行ったらいろんなのがあるし。

なんか最近トマト種類いっぱいあるでしょ。宝石みたいなのとか。

だから元々日本になかっただけで、イタリアとか南米とかにはあったんですよ。

だからニキさんはそうやって怖さを散らしているわけでしょ。「元々イタリアとか南米にあったんだ」と自分に言い聞かせて。

なるほど。

私はニキさんがこうやって知識によって怖さを散らしている姿をよく見ているから、どうしても藤家さんが縦長のトマトとかを怖がっているときには理屈で説明しちゃうんですけど。

共感覚の部分が偏食に関係しているのもあるし、実際に食べられるものが少なかったです。ご飯を食べるときにのみこむのが痛かったりとか理由があって、二次障害がひどかった時期には食べられるのが一日にうどん一筋まで落ちました。そこから復活していってじょじょに体格もよくなってきて、精神的に安定したら全体的に過敏が減ったんです。

それは藤家さんだけじゃないんじゃない。過敏が消えてなくなるというより、健康になるとマシになるし、脳みその余裕ができると対応できるようになるし。そういうのを避けて回るのが上手になったし。昔はヘッドフォンしないと町中歩けなかったけど今は平気だし。第一ドラッグストアで働いているんですよ。

本当によくドラッグストアで働けているなと自分でも不思議に思います。

音とか張り紙とか、とにかく刺激だらけの場所ですよね、ドラッグストア。第一人も多いし。

そうです。傘も持つの上手になったし、お風呂も痛くなくなりました。あと爪切りも痛くなくなったので、逆に深爪しちゃったり。

本当に全体として健康になるだけで、悩みがどんどん消えていくのにびっくりだね。そしてその向こうに、また試行錯誤だね。ようやく深爪を気をつけるところまできたんだね。でもそれが人間なんだと思うよ。一個問題が解決してもまた次々出てくるのが、普通の人間なんだと思う。別にとりわけ不幸な状態ではなく。

定型発達の人も深爪するもんね。白いところ切ればいいんだよ。

話を食事に戻しますけど、偏食っていうとみんな食べ物が嫌いなんだって言うかもしれないけど、なんで偏食だったかっていうと、おなかが減ってなかったんです。

そうだそうだ。そうだった。

世界観が定型発達の人に近づいてきたら、考え事もそんなにしなくなったんですね。そうしたら、空腹感に気づくようになったんです。以前は考えて考えておなかぺこぺこでも気づかなくなって気がついたら力が身体から抜けていたんですけど。それで死にかけていたんですけど、最近頭も身体も使うことが増えて、空腹感を感じられるようになったのが偏食が治ったきっかけではありました。

なるほど。脳みそに余裕ができて、ようやく空腹がわかるようになったのか。偏食や感覚過敏に悩んでいる親御さんは多いので、藤家さんはどうやって偏食とか感覚過敏が治ったのかよーく聞かれるんです。でも藤家さんを見ていると、偏食とか感覚過敏は——

配慮しなきゃいけないのは当然なんだけど――そこを治そうとするより、全体的に健康になると自然と消えていく感じですね。

そうですね。それと、たぶんおなかが減っている状態にすることも大事だと思うんです。あと食べ物の種類を教えておくとか、見た目が怖くて食べられないものが多かったので、こう作って行ってこうなりますと教えられたら怖くないかもしれません。私の場合は、何と何の調味料使ってるんだよ、とか教えてもらったら怖くなかったかもと思います。

ああ、わかるなあ。私が味ついているお肉とか、気味悪くて買えないのと似たようなものかも。自分で味付けしたらわかるけど、意外な味がついていると、そしてそれが自分の好みのタイプの味じゃないと、がっかりするんですよね。自分で料理しない人にとっては、何の調味料が入っているかわからないわけだから、それだけでも不気味なものなんですね。

あと一緒に食べて、怖くないんだよと教えてあげるのも大事です。私は孤食だったので、家族と食事の時間を共有していませんでした。一緒に食べるようになってから偏食が治ったというのもあります。そういうのが大事じゃないかと思います。

とにかく「怖い」んですね。私の場合は「怖い」という感情を呼び起こすものがわりと少なめな感じだから、そこが実は一番、自閉の人のわかりにくいところなのね、個人的には。「ありえない」と否定しているんじゃないですよ。自分の特性からして「肌身で感じにくい」んです。

もっともニキさんも、怖いものが多めの人っていう面もあるけど、偏食はないですよね。

でも純粋に味が嫌いっていうものはあります。

たとえば？

干し柿とか。

干し柿とかは別に、一生食べなくても困りませんよね。お米とかお豆腐がきらい、っていうよりダメージ少なそう。

つまり、純粋に味が嫌い、っていうものはあります。それは定型発達の人と同じ。だから藤家さんタイプの偏食だけじゃなく、定型発達の人と同じ好き嫌いが極端に出ている偏食の自閉っ子もいると思います。

なるほど。

二日酔いとかつわりのときとかの感じを想像してもらうといいのかもしれないと思います。

なるほど。それはつらそうですね。私たちも風邪引いたりして体力落ちたときには、特定のものしか口にできなくなったりしますよね一時的に。そして巨人がいたりして世界観そのものが疲労を連れてくるものだと、ずっとエネルギーが消費されているわけだから、ずっと体調不良による偏食が起きているみたいなものなのかもしれませんね。だとすると全体的に健康になると偏食がぐっと和らぐのは当たり前かもしれませんね。

福祉的支援の限界を知ったこと

そんなことで藤家さんが健康になって食べられるものが増えて、体力もついてきて、週に五日就労支援組織に通うまでに至って、そのあと一般就労までできるようになったのはなぜかというと、福祉の支援をある意味出ようとしたというところがあるんじゃないかなと思うんですけどどうでしょう。

そうですね。やはり福祉には限界があると思ったし、「ここで終わりです」みたいなところがあるんですよね福祉には。

「ここで終わりです」って？

ここが最終目的ですみたいなところがあって。でも私はそこを通過点だと思っていて、その先に本当の実社会があるんだと思っていたから。ずっとここに居続けていいのかなという疑問が出てきて。

なるほどね。でも実際には、なんらかの理由で支援を受けている段階にずっといる人は多いし、支援者の方もそういう意識の人が多いと思いますが、必ずしもその状態を続けなくてもいいと私は思っているんですよね。支援を否定するものではないです。でも「福祉の外で生きた方が健康に生きられる人」も一定数はいると思うので。藤家さんもそうだったのでしょう。

私が一番思っていたのは、一生にわたる支援、と言われていたんですけど、一生じゃないだろう、ということですね。いつかはそこを卒業するつもりなんだということ。

なるほど。

そういう意識が私の中にあったので、一生支援を受けることを決めつけないでほしいのと、あと特性を矯正していくので、支援にお世話になっているうちに成長していくと思うんです。そして成長したからこそ意見が食い違ってくる部分も出てくると思うので、それをこちらが訴えたときに、そう感じるのはあなたがアスペのせいなのよ、と頭ごなしに決めつけて、否定するのをやめてほしかったです。

なるほど。藤家さんの体験に通じるかどうかわかりませんが、一生にわたる支援が必要な人もいるし、藤家さんだってこれからもナチュラルサポートというかたちでは支援を受けていくと思いますが、一生一種類の事業所にやっかいになってずっと行くかというと、それは決めつけない方がいいような気がしますね。

　藤家さんの場合には最初に世界観の切り替えのときには自閉症に特化した優れた支援機関にお世話になって、それは素晴らしいことでした。そしてそのあとは、障害者職業センターとかに切り替えていきましたよね。

もっと広い意味での障害に対するサポートを求めたので。

あとハローワークにも行きましたよね。

はい。

そこで仕事を紹介してもらったり、あるいはやる気のない支援者と闘ったり。それも本に書いてありますけどね。

はい。闘いました。

私のできないこと結構やってるよね〜。私だったら、闘わないで泣き寝入りしているなあ。

職を求めて職安に行ったのに邪険にされたときには、「この野郎」と思って労働局にたれ込みました。

なんで邪険にするかというと、どうせ障害者なんて仕事ないだろ、っていうやる気のない人がいるからですね、支援者の世界の中には。

そうです。職安で一番最初に言われたのは、絶対に休みませんか？　っていうことです。私もりちぎなので、絶対ってどれくらいだろう？　と思って「わからないです」と言ったら、「絶対休まないという自信ができてから来て下さい。それは相手にも手間を取らせることだから迷惑になる」。って。でも相手はそれが仕事だろうよ、って。

たとえば出産の日くらいは休みたいよね。

またまたりちぎなことを。それじゃあ昔の農家の嫁でしょう。健常者だってインフルエンザにかかったりして休みますからね。

　藤家さんは支援機関を利用して、そして生涯にわたる支援というのが自分に必要なのだろうか、とか、そういう疑問を持って、自分に必要なものを割り出していったんですね。そういう意味で、取捨選択が上手だな、と思いましたよ。お世話になってよかったなあという支援でも、もう卒業だな、と思ったらぱっぱっぱっぱっと切り替えていく身の軽さがあって。ある程度高機能の方って一般枠で働く可能性もあるので、それも大事な能力じゃないかと思います。

はい。一般枠で就職するかもしれないという可能性を全く否定されると、なんのために頑張ってるかわかりません。

なるほど。確かにそうだ。

高機能の人の制度利用は、まだ歴史が浅いですもんね。ゼロからのスタートじゃなく、重度の人のための制度が先にあったから、古い考えが抜けてない人もいるのかな。歴史的にも、就労支援のルーツって、傷痍軍人の授産施設だった。切断した足は生えてこないから、「障害は固定したもの」というモデルになじみやすかったのかも。

そうですね。福祉の根底にそれがあるのは理解します。
でもね「自閉っ子閑居して不善をなす」という名言を吐いたのはニキさんご自身だったり、自閉症の人の場合はとくに、生産的に時間をつぶすのが大事、っていうことも否定できないと思うんです。自閉の人はある意味好きなことにはとても勤勉で向上心もありますから、仕事をしていると幸せな人も多いのではないでしょうか。仕事に生きがいを感じるタイプの方って多いと思います。ニキさんもそうじゃないんですか？

「遊ぶ金ほしさに働く」ことの大切さ

それもそうだし、「遊ぶ金ほしさに働く」というのも大事なんです。

生活のためじゃなくて？

生活費はもちろん大事なんですけど、抽象的な想像の力が弱いと、生活費は意外とモチベーションに使いにくいんです。家賃や光熱費は画像でイメージできないし、食費や雑費はよく似た支出のくり返しが多いので、計算するまで全体量が把握できない。生活費が意外にたくさん必要だとわからず金銭管理に失敗する当事者がいますが、それと根っこは同じ。「切りつめれば何とかなるだろう」と思っちゃったり。それに対し、趣味の支出は一件ずつが別個なので、イメージしやすいんです。趣味に使う小遣いとなると、実際使うかどうかは別として、夢に天井がない。そうしたら仕事を増やそうかとか、率のいいもの選ぼうかとか、考えるきっかけになる。人にねだりにくいですしね。

藤家さんの場合には就労継続支援B型作業所が終焉の地だと自分で思えなかったわけだし、時給は百円よりもっと高い方がいいですよね。

月収が一万円程度でどれくらい自立してやっていけるかというと無理だと思ったんですね。

最終目的はあくまで自立だったし、自立をめざしているんだったら精神的にだけではなく、金銭的にも自立したほうがいい。それなら一般就労した方がいいでしょう。

だから私は当初から何年かで卒業して一般就労にたどりつくぞ、という目標があったのに、支援員さんたちはここが最終地点だと思っている、っていうのがすごく違和感があって、これは自分から出て行くしかないんだな、と思ったんです。

「就職したいです」と自分の方からアプローチしたんですけどなかなか動いてくださらないので。それに気づいたのが支援を切り替えていく上で一番大きかったんじゃないかと思います。

正直私も、藤家さんが病みついていた時代を見ているので、週に五日就労支援につながったときにはここがゴールでいいじゃないか、と思ったこともあります。でもご本人が「一般就労したい」と思ったときに、それを止める権利はないですよね。たとえば時給百円と一般枠でもらえる時給の差額を、生涯仕送りすることは私にはできないわけです。そして、支援者にもできないはずなんですよ。

だったらご本人が挑戦するのを止める権利はない。ただ支援の世界って、配慮の名の下に出過ぎた口出しをする人が多くて、その人たちが「無理をさせない」方針をもっていることに疑問を抱くようになりましたね、この10年のうちに。

ミーハーなことも力にする

金銭管理がうまくいかなかったって本に書いてありましたけど、ほしいものが我慢できなかったわけですか？

いや、なんかほしいものというよりは、全部必要なものと思っていたんですね。

グッチのバッグとか、必要なものだったんですか？

はい。まあそれは欲望ですけど。その手前に「モノは自然に現れるもの」っていう思い込みがあったんですよ。

あったね！

トイレットペーパーとか念じれば棚に入ってると思ってて。でもそれは陰で母親が買い足してくれてたんですけど、念じれば手に入ると思っていたので、そんなにお金がなくても実家にいるときは過ごせていたんですね。でも大学に入って一人暮らしを始めたら、それこそ念じてもモノは現れなくなったし、生活必需品ってものすごく増えたし、自分で買い足さなくてはいけないし、その優先事項がわからなかったです。

一時的に横浜に移住したときも、さみしいからそれを紛らわすモノは生活に必要ですよね。でもそれに優先事項がわからなくて、日々の食品よりも、ベランダに飾る植木鉢とか花の苗とかを買いすぎたんですね。そしてお金がなくなって。そういう経済観念が全然育っていませんでした。

もちろんこれから一人暮らしする人は、色々事前に習っておいた方がいいと思います。でもトイレットペーパー戸棚から生えてこないよ、というところから教えなきゃいけないのかな。じゃないと必需品を買う前に、贅沢品を買ってしまったりするのかな？

私の場合、トイレットペーパーがなくなってきたなあ、と思ったら、母には言ってないんですけど、いつのまにかあるんですよ。

それはお母様がどこかで買ってくるんですよね。

だから母も見てるっていうこと知らないんですね私が。母もトイレ行くんだということも。

おつかいに出されるというのは一つヒントになりますね。

うちはできるだけ家の中にいるという方針だったので。危ないからなんでもお母さんがやりますという感じだったので。学ぶ場所がなかったと思います。

だから小さいから「トイレットペーパーもうこれだけー」とか「なくなるー」とかアピールしてくれれば。

ああ、そうしたら「みんなで使えばなくなるもんなんだ」って思うわけですね。

そして、同じおつかいでも、必要な額を渡すのではなく、お小遣いで立て替えさせて、あとで借金を返すってのをやるとだいぶ違いますよ。生活費もお小遣いも地続き、同じ「お金」だってことが見えやすい。

なるほど。

うちは子どもがお金を持ってはいけませんという方針だったので、それができていたらだいぶ違っていたんじゃないかなと思います。

なるほど。でも今はドラッグストアでトイレットペーパー売って袋詰めしてるんですよね。

そうですよね。

売ってるとわかりますね。買わなきゃいけないんだって。

あ、すごい買って行ってるとか。特売の日にはすごくたくさん売れたり。補充が大変なんです。

どこのおうちでも必要だから、特売の日に買いだめしておく動機が持ちやすいアイテムですよね。

そうなんでしょうね。母親が買い物している姿とか見ていたらその辺の理解がだいぶ違っていたんでしょうけど、何せ「役」だと思っていたので。

 それにやっぱり、忙しかったよね子どもの頃から脳みそが。お母さんが買い物に行ってるのとかも見逃していたかも。

 う～ん。仕事帰りに行ってたみたいですから。仕事先から直接帰ってこないで、仕事のあとに寄っていたみたいです。

 まあ、一般的なやり方ですよね。

 そこで普通帰ってこないね。

 ああそうなんですか。

 お母さんが荷物とともに帰ってきたら、それは買い物に行った証拠ですよ。

 お母さんが仕事帰りに手に入れてくれてたんですね。

ああそうなんですね。

でもね、必需品以外にも役目はあるんですよ。お花とかグッチのバッグとかにも役目はあるんです。

どんな？

これもほしいとか飲み会にも行きたいとか京都に旅行に行きたいとか、それも就労の意欲として役に立つんですよ。

うんうん。たしかにそれはあります。

ブランドのバッグ買っちゃたとか、お花を買いすぎたとか、それもいい方には使えるんですよ。

ふむふむ。

藤家さんが一般就労したいという意欲を、本当は陰でそういうものが支えていたんだと思うんです。

そうだあ。

そうですね。

だからこれから就労するという若い人たちに、金銭管理は教えなきゃいけないけど、贅沢したいという気持ちを抑圧しちゃだめです。

なるほど！

子どもの時に販売経験なんかして、ちょっとしたお小遣いができたときというのは、普段お店では買ってもらえないようなお菓子を買うとか、そういうのいいと思うんです。親にねだると眉をひそめられるような。

ふむふむ。

私の場合、レコードとか、同じ曲目のついているもの、二枚買わせてもらえなかったんですね。

ふむふむ。

ドヴォルザークの八番、別の指揮者のを買おうとしたらもうあるじゃないって言われたり。

ああそれがだめなの？　厳しいなあ。

そういうのでやはり自分のお金がほしいと思うようになっていくんですね。

そして遊ぶ金ほしさに仕事をするようになるというわけですね。いいなあ。

見えないところでこっそり買えばばれないぞ、みたいなのを覚えます。そして一人暮らししたいなあとか。

なるほど。自立への大事なモチベーションですね。

悩みが一人前になっていく

それでちゅん平さんは職場入って、今は結構活躍しているんですよね。

活躍かどうか知らないけど、新人教育とかもやっています。

すごいでしょう？

ねえ。

ニキさんできる？　新人教育。

できるわけないでしょ！

なんかすごいよね。笑っちゃうよね。

おかしいですよね。私を知っている人が聞いたらおかしいですよね。

でも藤家さん、余分なこと当たり前だと思わないで学んできたから、新人に一から教えるには案外向いてるかもしれない。

でもすごいなんかいらいらするんですよ！

わはははは。新人のモチベーションのなさに？

先輩になるって大変なんだな、後輩ってすごいラクなんだなと最近思って。

わははは

レジの仕方教えるんですけど新人のモチベーションが低かったり。

わははは

おばさんだから勘弁して、とか言うんです。できない、って。でもできないっていうことを前提に仕事しないでほしいですっ！

わはははは

それで、三日くらい一緒にレジやって、そのあと一週間くらいひとりでレジやって、でももっとラクな仕事がしたいって辞めました。

私みたいだ。

なんか「使えない同僚がいる」、とか、悩みが一人前の職業人になってきましたよね。

でも前は私、それが絶対に許せないタイプだったんです。最近は柔和になってきたというか、だからこういう人もいるんだ、その人が辞めることについてはあれこれ言ってはいけない、とか。

なんかあれだねえ。一年で三年くらい成長しているね。犬は七年だっけ。成長が速い人だねちゅん平さんは。

空気読めてるでしょ、私。

でも私、ちゅん平さんの下に入ってちゅん平さんにレジ習うのやだ。

私、厳しいですよ〜。

もうちょっとくたびれた先輩がいいな。やっぱりレジとかに対して私すごい恐怖心が強いです。恐怖心強いと失敗するかもって緊張しながらやるとよけい失敗するし。

そうですね。

だからやっぱりできないこと前提に対応してもらわないと。でもまあ、私はそういう勤め先に行かないということで対応しているんですけど。

新人採用面接にも立ち会ったり。オススメドリンクとか入浴剤とか、今週のキャンペーンとかやって、オススメしたり。

私はお客として行ってオススメされると結構つらいので、そういう店には行かないです。

じゃあうちの店だめですね。あとでこっそりどこだか教えてあげます。

だからまだ、オススメされても買わなくていいんだって、落ちついて考えたらわかるんだけど、すぐにはわからなくて罪悪感持っちゃったりね。

今でもやっぱりそうですか？

時間かかる。で、いいんだったって思い出してからは腹が立ったり。

誰に腹が立つの？

まあ、なんというか

オススメしてきた人？

あーそれはない。

自分？

違う違う。社会に。

なんで？　教えてくれなかったから？

なんだろ。社会ってほどでもないか。そういうつらい立場に追いこむ空気？　システム？

そうなのか。そんなにつらいのか。
（心の声：「買わなくていいんだよ、あっちも仕事でやっているだけなんだよ。選択権はあくまでこっちにあるんだよ」って誰かが教えてあげればいいのだろうか？）

でも、そうやって腹が立つ力を借りるから買わずにすんでるわけで、役に立ってますよね。

なるほどね。そう考えると腹を立てるのも悪いことではないですね。まあ腹を立てないと断れないということならば、「手間がかかるんだなあ」とは思いますが。

人間関係対処法もアセスメントしてみる

ところでね、今現在ニキさんのお仕事の対人スタイルは、読者で考えたらいっぱいお客さんがいますが、直接的にはわりとなじみの人と少数のおつきあいで済んでいますよね。窓口になる人とか編集者とか。

仕事してても、名前しか知らなかったりとかよくありますよね。メールでやりとりしてて電話はあと、実際お会いするのはさらにあとだったり。これだったら、本が売れてるとか、きちんと早く原稿渡すとかいうことが先にできていれば、それによって多少変なところがあっても大目に見てもらえたりする人間関係かもしれません。

藤家さんの今の人間関係は、もちろん職場の人とのつきあいはあるけれども、その人たちと壮大なる友情を育んで「走れメロス」をやらなくてもいいわけですよね。

全然。

友情を育む必要もないし、一方で日々のお客様は通りすがりですね。そういう意味では気が楽ですね。

気が楽ですね。それでも私から見るとすごいお客さんの数ですが、お客さんから見ると一員なので、覚えられていて、なじみのレジ員になっていて、話しかけられることもあるんですけど、そういうのにも対処できるようになってきました。

すごいね。アスペルガーの人、人間関係ダメ、とか言われてるけど、どういう人間関係に対処できるかも本当に人によるなあと思うんです。ここでもニキさんの言う「残存能力で勝負する」ことができると思う。

お客さんに対処できるようになったのは、鈍感力がついたからでもあると思います。逐一お客さんに対してすごい情報を知っていなければだめだというわけではないということがわかったから。たとえばとっさに誰だか思い出せなくても、お話はできるとか。人に対して鈍感になってきたことでラクになったと思います。

世の中観が変わって、それなりに距離のある人とは距離があるとわかって、気楽に接することができるようになってきたんですね。

それでかえって、話しかけられてもうまく答えられるようになっているのかなあと思いますね。

それがんばろっと。

そう？　必要？　でもそれってあんまり今のニキさんには必要じゃないでしょ？

それもそうだね。そうだった。それができないからそれがなるべく必要じゃなさそうな場所を見つけたんだった。

そうそう。それで避けるのに成功しているから、もしかしたらいらない努力かもしれない。

でも趣味の場面でも、かかわり合う人というのがだんだん出てきて、そうなると向こうの方が私のこと覚えるの早いんですよね。そういうの多少あります。

失敗していい場と仕事の場を分ける

ニキさんそうやって今、お客さん的にはお仕事ごとに少数の人とやりとりしていますが、趣味を通して、以前は少なかった雑談相手が増えて、情報量が増えている感じですよね。

失敗しそうな場面は、趣味の場面に囲いこんでいます。そうやって、能力のなさから仕事は守ってるんです。

なるほど。

苦手なことに直面せざるを得なくなるのはわりと趣味の場面です。

なるほど。

失敗したときに、自分が恥ずかしい思いをしたり自分が損をすればいいだけなので。

そうですね。

だから新しいことに挑戦するのは、責任取らなくていい場面でやろうと思っています。

なるほど。それも立派な、自分の能力アセスメントに基づいた人間関係の対処法ですよね。ありものの能力は駆使する。でも無理そうなところは無理しない。

そしてニキさんは「社会に癒やされた」というか、雑談力というか、趣味を通じて知り合いが増えたことでより精神的な安定を得ているように思います。その説明は、あとの章に譲りましょう。

10年間でお二方が、どうやって幸せになってきたかは、今のお話で読者の皆様におわかりいただけたと思います。自閉的な認知特性が心身の安定の邪魔をしそうなとき、そこにどう折り合いをつけてきたかっていうお二方の歴史から学べるものは、自閉圏のご本人にも周囲の人たちにもとても多いと思います。自閉症の特性をなくすことではなく、ありものを活かすことによって、健康を維持しているような感じですね。

それでは次の章では、やはり10年前に我々に衝撃を与えた「気まぐれな身体感覚」の変遷をおききしたいと思います。お二方が10年前率直に語ってくださったことが、その後対処法がたくさん出てきたことにつながったと思います。その意味で、お二方のこの分野での貢献はとても大きいと感じています。

それでは引き続き、よろしくお願いいたします。

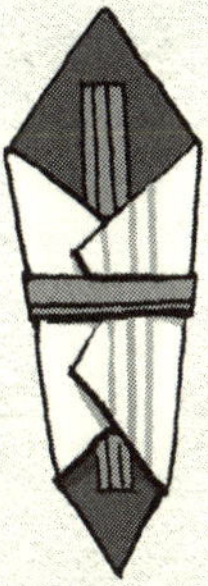

第二部
気まぐれな身体感覚は、その後どうなったか？

ボディイメージの不便さは治ったか？

10年前の本では、お二人が教えてくださった「気まぐれな身体感覚」もずいぶん衝撃を与えましたね。そして身体感覚への配慮も、身体感覚への治療的アプローチも、当時に比べて普及してきた感があります。

身体感覚の特異性については、私自身は海外のものでは読んでいたんです。英語で。専門書でもなんでもなく、当事者が作って当事者に配るレジュメにも書いてあったんです。それが九八年です。そういう意味ではだいぶ前から知ってるんですけど。

専門家でも、知っている方はいたわけですね。そして知ってるんなら早く言ってよ、って思いましたね。そしてなんらかの働きかけでそれがちょっとでも改善するのなら、認知とか情緒とかにも関係してくると思うので、ずいぶん生きやすくなるだろうということで『続 自閉っ子、こういう風にできてます！』『続々 自閉っ子、こういう風にできてます！』の二冊を出しました。それ以降お二方のボディイメージにどういう変化があったか、あるいはなかったかということを聞きたいんですけど、藤家さんどうでしょう。まあ、全体的に健康になって偏食など色々な問題が改善してきたのはわかりましたが、自分の身体がどこからどこまでかわからない、というボディイメージの問題はその後どうですか？

 ボディイメージは、前のように自転車に乗ってもふらふらしなくなりました。でも危なっかしいのには変わりありません。たとえば車に乗っているとき、大きな道路でセンターラインがあると対向車がぶつかってくるような恐怖は感じないんですけど……。

 センターラインが目印になるわけですね。

 ですね。でも裏道みたいに小さな道路とか、センターラインが敷いてないところありますよね。ああいうところは相変わらず対向車がぶつかりそうな気がします。自分の横には運転席の人と車の車体があるんですけど、でも対向車が自分に接触してくるような感覚があるのは変わりません。

 でもボディイメージをしゃんとするトレーニングとかをやっていると書いてありましたよね。『30歳からの社会人デビュー』の中に。

 そうですね。右側のイメージが弱かったので、そういうトレーニングはしました。そして、やたらとぶつかることはなくなりました。

右にモノがあるということを常に意識するようにしたのですね。

私は左利きなので、利き手の問題もあって右側のボディイメージが希薄なのかなと思うんですが、できるだけ右手で取ったり、そういう訓練をして、今は右側に人が来ても怖くないです。

前は怖かったんですか?

怖かったです。

私は左が怖いんじゃなくて無視しちゃうんですよね。だから右左のニーズが逆っていうだけじゃなく、苦手な種類が逆。

私は横を通られただけで、おおいかぶさってくるんじゃないかという圧迫感を感じるんですよ。空気の抵抗じゃないですけど。

ということは、どっちかというと過敏ですね。しかも情動的な。鈍いからよくぶつかる。よくぶつかるから怖くなる。

人がこう通ってくると身体ねじってよけてしまっていました。いつもくねくねしていました。空気がぶにゅってくる感じがして、右側に立たれるのがいやだったです。

そしてニキさんはどちらかというと鈍麻ですね。

そうですね。だから落ち着きがないというのもあるんですけど、飛行機とか新幹線とかで知らない人と並ぶときは、右側に通路があって左側に知らない人がいると、迷惑野郎がぼやけてちょうどいいです。迷惑野郎が右にいたら流せないですけど。それとビールが左を通ったら買い逃すのが困ります。

わはははは

だから右にビール販売の通る通路、左に迷惑野郎の席を取ることにしています。

なるほど。藤家さんはボディイメージを改善したことによって生活がラクになった部分はありますか?

もちろんラクになったし、便利になりました。働いているときは、どっち側に来られても平気ですし。

たしかにお客が右に来てびくっとしたら感じ悪い店員だなあ。

それにモノにもぶつからないので。会社ではすごい重いモノも運ぶんです。店内でぶつかりながら歩くわけにはいかないんで。今はすーっと人の間を通れるので、右側の感覚もまともになってきたことはすごく過ごしやすくなっています。

岩永先生のアドバイスもいただいて、右側も正常に感じる訓練したんですよね。

私の場合は、これは自分だけで判断するのは賢明じゃないとは思いますが、本人の希望としては、左を無視するのはそんなに治したくないです。

利用しているわけですね。

ぶつかるのがもう少しひどかったら判断は変わってきますけど、そこまでひどくないので、流せる方が勝つかなと。おすみつきもらったことで、格安航空券は座席指定が有料なんだけども、それでも指定するぞと決めました。ただ、これを守るには、ケチりたいっていう誘惑に勝たなきゃいけないときも出てくるんです。たとえば高ーいお芝居のチケットを買ってしまったあととかは、一時的にケチな気分になったりね。そんなときでも通路の左側を指定する二五〇円だとか四二〇円だとかをケチらないこと、そこは自分を甘やかすことを、自分に強制するんです。

なるほど。それがニキさんの努力の仕方ですね、逆に言うと。

そうですね。節約には、ゲーム的な面白さがあって。「これだけしか予算がないから」とか目的があるならいいんですが、はまりやすい脳なので自己目的化する危険がある。格安航空券は安いんだから、他の予算は使えるはずなのに、せっかくだからもっとケチってみようって気がして、視野が狭くなりがち。私、お皿ほしさに食べたくないパンを食べなきゃいけなくなってたときに、シールを一枚なくしたのがきっかけで目が覚めたことがあるんですが、あえて一つ崩すと、「あ、どうでもいいや」と我に返って、自由度が高まるんですよね。

なるほど。

だから自分の身体特性を知って、お金かけても座席指定は取ると決めたことが突破口になって、なんでもかんでもケチろうと思わなくなり、食事も豊かなのがとれたりね。

必要なストイックさの種類が違いますよね。ニキさんの場合には、いちいちひっかかりが多くて、しかもそこにはまって疲弊する脳みそなので、「いかにいい加減に流すか」に「多大な努力」をしていますね。それがまたしんどそうに見えるんだけど。でもあるものはたとえいわゆる欠点でも使い物になるので、この場合はあまり便利ではないボディイメージをうまいこと使って「てへぺろ」の修行につなげていますね。ニキさんは、老後に向けて「てへぺろ」の修行をしているんですよね。「てへぺろ」と流せる修行を。

年をとると、年下の人に指図される機会とか増えるでしょう？　だから「てへぺろ」を覚えようと思って。そしてはまりやすい脳みその持ち主には、「てへぺろ」って努力がいるのよ。

努力して凡人を目指す。努力しててへぺろを目指す。すがすがしいわ、ニキさん。

まあこうやって頑張って身につけることもあるけど、年取ったら順番に抜けていくんでしょうねえ。頑張って身につけたことこそ先に抜けていくと思ってます。

季節ごとの体調の変化はその後どうなったか

じゃあ次は自律神経系に行きましょう。なんだか気象予報士みたいに台風が来るのとかわかる自閉の方、時々いますよね。

気圧の変化ですね。わかります。

私わからない。

私も全然。

ああ、そのへん、ニキさんは鈍感なんだ。全体として、ニキさんどっちかというと鈍麻が多いのでしょうか。まあ聴覚とかは過敏だけど。あと季節の変わり目に弱いとか、季節ごとの体調の変化とか、藤家さんどうでしょう。その後変化がありましたか?

そうですねえ。自律神経系はすごく変化があったと思います。

本当に別人ですよね。

最近小林弘幸さんの『自律神経を整える「あきらめる」健康法』という本を読んだんですけど、それを読んで今の自分がすごくバランスが取れているんだなってわかりました。なんかネガティブな感情が自律神経を乱すらしいんですけど、私以前ネガティブの塊だったじゃないですか。その中でも不安というものに支配されることが多かったんですけど、それで自律神経のバランスを欠いていたのかなと思いました。

本によると、自律神経のバランスが崩れると、血流が悪くなって、そうなると血液の質そのものが低下するらしいです。血流は身体のライフラインを支配しているので、それが悪くなると、細胞機能が低下して免疫力が低下するそうです。

私は昔、熱を出しやすかったです。10年前の本では、待ち合わせをして車が多いところに立っていただけで３８・９度の発熱をしたエピソードが漫画になっています。そして細菌にも弱かったので、あの頃は血液の質が低下していたんだなあと思います。今はネガティブな感情自体が消えているので、自律神経の乱れというのがほとんどありません。

前は更年期みたいに、ほてりとか不整脈とかふるえとかそういうものにも年がら年中苛まれていました。そういうことがなくなって、最近むしろ自分で自律神経をコントロールできるんじゃないかというくらいになってきました。呼吸を整えたり、無理しても笑顔を作ったり、それだけでも自律神経が安定してきます。

不安がなくなったのが、ずいぶん大きかったのでしょうね。

はい。以前なら、初めての場所に行かなきゃいけないとか、これから人に会わなきゃいけないっていうとき、だんだんむかむかしてくるんですよ。でも不安が消えてからは「あ、大丈夫。今吐きそうになってるのは自律神経が乱れただけよ」って自分に言い聞かせると平気なんです。

一種の認知行動療法みたいですね。愛甲修子さんによると、認知行動療法は土台ができあがっている人には効くけれども、土台ができあがっていない人には効かないそうです。だから、自分で言い聞かせてよくなるというのは相当できあがっているんだと思います。生体として土台から健康になっているんでしょうね。

発熱のアセスメント→予防

ニキさんはその点、どうでしょう。というか私の観察とニキさんの内部観察は違っているかもしれませんが。

動悸とか頻脈とかは元々そんなになかったな。発熱も、自律神経のことというよりは、嚥下の問題とかですね。あと、歯肉炎を治療したら熱は減ったし、口内炎も減りました。治療がすんでからもお掃除に通ってます。好みの歯医者さんを見つけましてね。

ああそれはいいですね。歯医者さんはおっくうがらずに行けるといいですね。

ネットを見てたら、色々な研修に行くのを面白がっている先生のブログがあったんです。新しい機材が入ると写真を載せて自慢していたり、模型を相手に習いたての治療の練習をしていたり。ああ、お仕事お好きなんだなあと思ってそこに行ったら、やはり面白い。

今ネットの時代だから、ノリの合う人をみつけるのがやりやすくなっていいですね。そしてニキさんには、私たち以上に、そういうノリが合うかどうかが大事なんだろうなと思います。安心感を得るためにも。そういう研究熱心な先生は、たしかにニキさんと相性がよさそうです。

実際に接するのはほとんどが衛生士さんだけど、先生の方針はわかってますし。

それこそお二人とも、「発熱」という問題にご自分で「アナログなアセスメント」をして、対策を採ったんですよね。二人とも熱出しやすかったのは同じ。でも有効な対策は違った。藤家さんはどう見ても自律神経がめためただった。体力もないし。それが巨人が消え、脳みそを無駄に使うことが減り、空腹も感じるようになって、生体として元気になっていったんですよね。そうしたら不安も減っていって、ちょっとしたことで出ていた高熱が消えた。

ニキさんの場合には『続々 自閉っ子、こういう風にできてます!』で明らかになったように、嚥下という生物として基本的な動作が普通の人ほど自然にうまくいっていかなかった。それによって微熱が起きていた。これも身体障害的要素ですね。

誤嚥したときにむせることもできないみたいで。

だから小さい誤嚥性肺炎みたいなのを毎日やってたみたいな感じですね。そんな感じで、あまり空腹にならないようにご飯を食べたんですよね。そうなるとがっつかなくなって誤嚥が減ったとか。

自律神経とか元の部分はまあまあ普通に近いんだけど、実際に身体を使って生活する運用の部分で問題があったみたいですね。

それは不思議ではないんですよね。自閉症は脳機能のバグだから、身体の運用の部分でバグがあっても不思議ではない。脳が司どっているのは情緒だけではないんだから。

誤嚥だけじゃなく、口の中もよく噛んでました。普通に三食食べると、間におなかが空くでしょ。で、おなかが空いているところでおいしくいただく、というのがあんまりよくないんですね。がっついちゃうし、おいしさに気をとられすぎるし。だからがっつかないように細かく分けてるんですが、食事の楽しさは減って寂しいですねえ。そんなに間食したい方じゃないし。だって私、空腹のときのぎらぎらした感じも好きなんです。でも、好きなだけにはまりやすすぎて怖い。

そこでもはまり防止かあ。

空腹でぎらぎらしているときの自分は、実際以上に有能なような幻想持ってしまったり。

そうなんですか？

ただそれで変な使命感持ってしまったりすると、あとがつらいですよね。能力とのギャップがあるから。

そうなのか。

あのぎらぎらした感じ――自信過剰とか、多幸感とか、悪い意味での使命感とか、身の丈越えた使命感とか、それは空腹のときに起こるんです。

それにしてもニキさんは自分のことよく観察してるよね。その自分オタクっぷりが役に立つのよね。

普通の人間関係の中ででこんなことしゃべったら浮いちゃうけど、仕事のときは特別。

自分のこと観察して発表してもプライバシーの侵害にならないからね。

それも大きいです。

でもこの自分オタクっぷりって、徒手空拳でやっているわけじゃなく、ものすごい脳みそに関する知識調べて、古今東西の本読んで、そして自分を観察して、わりと平凡な結論にたどりついているんですよね。

結局やっていることと言ったら、日常生活の事故をなるべく少なくっていうことなんだけど。

味噌汁のわかめを気管に入れずにのむとか。今は多幸感と凡人としての健康や幸せを引き替えにしているわけですね。

ところで、季節の変わり目の方に話を戻させてもらっていいですか。

季節の変わり目ってニキさん本当に弱かったんですよね。苦手な季節とそうじゃない季節の差が大きかったんです。パフォーマンス的に。それが会社員とかやれない大きな理由の一つだったと思います。でもそれがずいぶんならされてきたように私には見えるんです。

どうかな、仕事に使えるレベルと言えるかどうか。仕事のときと趣味のときとで求められるレベルも違うし。こういうのって、鍛えようと思ったら鍛えられると思うんですけど、仕事の場は鍛えるのには使えません。使っちゃだめです。失敗してもいい場所、失敗してもいい状況じゃないと鍛えるくらいの負荷はかけちゃだめです。

なるほど。それも大切なプロフェッショナリズムですね。

鍛えるためには何が必要かというと、失敗しても自分しか損をしない状況と、ちょっと余分のスケジュールと、ちょっと余分の現金。カードでもいいけどね。

そここだわるところですかね。イコカやスイカでもいいと思いますが。

でもまあ、現金の方が気は楽ですね。

そうですね。使い回し利きますね。

鍛えようと思って仕事の出張を夏に入れるなんてのは、やっちゃだめ。一人で好きな役者さんを追いかけるとか、そういう機会を使う。たとえば午後に一万三千円の飛行機が早朝は六千円だと、早起きすれば芝居のチケットは高い席が買えるから頑張ってみようかという気にもなれる。それに、乗り遅れても自分がチケット無駄にするだけで済む。帰ってからも、すぐに仕事に戻らないと響くようなスケジュール組んでたら、万一、帰れなくて現地で延泊したときに困るから、やっぱりプラス一日二日くらいは仕事をちゃんと終わらせておくとかね。趣味のためになら、そういうしんどいこともやる気が湧くんですよ。

遊びにかける情熱を訓練に使っているわけですね。翻って仕事って、すごく責任がありますね。逆に言うと、ニキさんは社会的責任感の強い方だということがこういう会話でわかります。ご自分では自覚があるかどうかわかりませんが、社会的責任感が強いからこそ脳みそぐるぐるさせて来た面もあるのでしょう。

だから失敗したら他人に迷惑かけそうな場所ではあまりばくちを打たないで、講演会はやはり穏当な季節、ニキさんの動きやすい季節にしていますね。一方で遊びのときとかは色々な季節に動けるようで、その姿を私は見てるので、こんな暑い夏に暑い所行ってる〜丈夫になったんだなあとか思ってるわけです。そこが仕事と遊びの違いであり、一方で遊びの部分で伸びていくところでもあり。

遊びの部分で遊びを作るんです。それで伸びたキャパで実際に仕事をしようと思っても、かなり自信がつかないと無理ですね。遊びで夏、外に出ると、やはり結構しんどいもの。鈍いなりにしんどい。やっとわかるようになってきたのかな。

なるほど。ニキさんが季節の変わり目にどう対処するようになったかはわかりました。藤家さんに至っては、今や夏もドラッグストアで働いているわけだし。逆に、特定の季節しか働けない人は、お店とかにお勤めできませんものね。
もちろん誰でも多少季節の得意苦手はあると思いますし、それは今も藤家さんにあると思いますが、とにかく自分で気をつけたりしながら、あの弱かった藤家さんがそれをできるくらいにはなったわけです。これってすごいことですよ。もちろん自閉症の人でも最初からそういうことができる人もいますが、藤家さんはそんなこと考えられなかった方だったので。

オートマな身体の動きはできるようになったか

ではその次に、色々な身体の動きがオートマでできなかったという問題に移ります。今ニキさんの嚥下の話が出ましたが、たとえばものすごくベーシックな歩行とか、そういうところがオートマに運ばないという問題が10年前の本で明らかになりましたよね。その後どうですか？　できるようになりましたか？

そうですね。前みたいに歩くときに右左右左とは唱えていない気がします。でも歩いてて、あ、あれ、と考えるとぴたっと止まるんです。

若干先着一名な感じ？

でもたいていのことは無意識にできるようになってきていると思います。

ニキさんどうですか？　マイクと手とか、区別つくようになりましたか？

前より悪くなってるかな？

それは、加齢のせいかな？

かもしれないです。でもそのうちみんなも追いついてくるでしょう。

追いつきますからそのうち。待っていて下さい。

威張って待っていますから。

藤家さんは、以前は「身体がなくなる」状態もあったようですが、それはその後どうですか？

前はしょっちゅう無くなっていた身体は、今も疲労が蓄積すると、関節のつながりがいつもより鈍く感じることがあります。やたらと膝の震えが止まらなかったり、なかなか歩き出せなかったりします。

でも、バラバラに外れて、動きが止まってしまうことはないです。だから、最近は「自分の体取り戻し用マニュアル」は出番がありません。

ただ、この間、二日間連続で八時間勤務したとき、久しぶりに身体が無くなりそうになりました。それでも、完全に身体が消えてしまう前に、脛や膝、股関節に激痛が走るという予兆が出たので、突然倒れたりせずに済みました。

ずいぶん丈夫になったけど、でもまだ普通の人よりは弱いのね。気をつけなきゃいけないんですね。でも予兆が出てくるだけ、身体が整ってきたのかもしれません。最近得た知見に照らし合わせるとね。

立ち直りには自分アセスメントが必要

いずれにせよ私たちは、自閉の人に身体障害的側面があるからそれに対処しなければ、という問題提起を10年前にして、そしてその提案からまた様々な本が生まれたわけですが、その結果わかったのは、

1　打つ手はある
2　ただしそのためにはアセスメントが必要
3　症状も有効な対処法もそれぞれ相当に違う

ということだと思います。どうしても治らない部分はありますが、とりあえず生活を円滑に運ぶための情報が手に入りやすくなったのは確かです。

やっぱりそのまんまだととても生きづらいので、お二人ともご自分の不便さにえっちらおっちら対処してきたんですけど、これはニキさんと藤家さんだけじゃなくて、おそらく自閉症の方それぞれ、効率のいい努力の方向性が違うと思います。自分にやりやすい努力の仕方をつかむには、ある程度お勉強しなくてはなりません。

そういうお勉強のきっかけのために花風社は、長沼睦雄先生の『活かそう！ 発達障害脳』という本を作りました。

長沼先生は、ニキさんの脳みそオタク仲間であり、脳みそのタイプを色々細かく分析してその方にあった治療法をもってくるのが上手な先生なのですが、先生が目の前の患者さんをラクにしたいと望むとき、どのような軸を使っていらっしゃるか、この本を読むとわかります。

この本の中で提示されている軸とは、たとえば「刺激に強いか弱いか」があります。刺激に対する反応のタイプによって、有効な療育が変わってきたりするそうです。これは大人が自分で自分を鍛える方法を探り出す時にも有効です。そして得意な学習の仕方も細かく分けてあります。このように、細かい軸を提示して得意な学習の仕方、それぞれ得意な努力の仕方を見つけようというのが、最近の花風社のテーマでもあります。

学習方法も様々なら、体力にも実は種類があります。一つ私がここで読者の皆様にこれだけは覚えておいていただきたいのは、岩永先生が私たちに教えてくださった「防衛体力」と「行動体力」の違いですね。詳しくは『続 自閉っ子、こういう風にできてます！』と『続々自閉っ子、こういう風にできてます！』の本を読んでいただきたいですが、おおざっぱに言うと、防衛体力は色々なものから生体を守る体力です。花粉とかストレスとか化学物質とか。一方で実際に活動する体力、これが体育で言う体力かもしれませんけど、これはまた防衛体力と別物です。行動体力というそうです。

防衛体力と行動体力の間って結構個人内格差があって、同じように「体力ない」って言っ

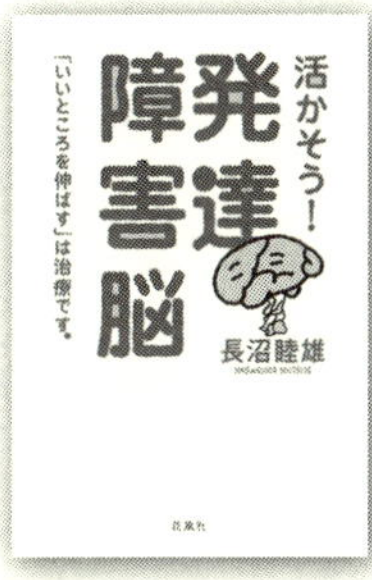

『活かそう！発達脳障害』

てもどっちがないか、どっちがよりないか、を知ることによって有効な対策って違ってきます。そのあたりも考えていただきたいなあと思います。

　そういう意味では、10年前お二人の本を出してからの、岩永先生と花風社の出会いはとても幸せなことでした。岩永先生と出会ったおかげで、皆さんにいい情報をお届けできたと思います。そうやってお二人が岩永先生に感覚統合の検査をしていただいて、お二人の特性もわかったし、その後のそれぞれの努力のかたちも違いました。

　お二人とも年単位でちょっとずつちょっとずつ、その都度その都度、頑張り屋なんだけど無理ではない手の届く目標を達成してきたんだなあと思います。

　10年前には幼児だったのに、今は花風社の著者になってくれている中田大地君もやはり、努力のかたちが違います。最初から特別支援教育が入った世代ですね。学校の中に体力つけるトレーニングが組み込まれています。もちろんそれでも、生まれつき弱いにはかわりないんですけど、でも皆勤賞取ったりもしました。こういうことができたって、それだけで大きな自信になると思います。

　小学生は間に合うんだなあと思うし、20代であれほど弱かった藤家さんでもできた。年代年代で目標の設定の仕方は違うでしょう。神田橋先生も発達はずっと続くとおっしゃっているし。


私の場合は、開き直るとか、適度にあきらめるとか。あとはこれから衰えていくことを自覚するようにしています。加齢ということを、決して否定的にとらえてはいないので。

我々の世代とてもそれは大事なことであって、それは自閉のあるなしにかかわらずそうだと思います。別に発達というのは体力方面だけに限らないので。ニキさんは努力の仕方が現実的ですよね。

主観的には、努力しているような感じがしないんですけどね。

額に汗して苦しい思いをすることだけが努力ではないんですけどね。

そうそう、そういうのを努力っていうんだって思ってしまうせいで、努力してないって錯覚するんですね。それに私、汗があまり出ないし。

わはははは。

そうだね。

汗をかく人がどうたらという言い方あるじゃないですか。

額に汗したものが報われる社会に、とか。

でも私ねえ、結構長く続いたバイトって冷蔵庫の作業だったんですよ。

なるほど。

寒さに強いのと、棚の配置とか番号とか覚えるの強いので、冷蔵庫の中で荷物集めてましたねえ。

相当頑張っても汗が出ないね、それは。

あと乾燥も保っているから、出ても乾くでしょうね。そうしたらやっぱり努力してる気がしない。そういう風に思ってしまう脳みそなもんで。

だから自分で努力家の意識ないんだけど、私から見ると、膨大な読書をして、平凡な結論にたどりついていたりするので、ものすごい努力家に見えるんですけど。

昔漢字ドリルの例文にあったんです、「苦しい勉強をして出世した」だったかな。そうか勉強は苦しいといいのか、とポリ袋かぶってみたり。

脳みその話とか読むの好きだから楽しいんですね。そして、楽しくて結果的に自分の生活にも役に立ってるわけですね。こういう風に本の中にもそれが活かせて、実利にも結びついて、なんだけど、定義の間違いで自分は努力していない、と思っていたんですね。

でもね、私が見たところ、そういう間違いは定型でもしてる人いますよ。大人だからポリ袋はかぶんないだけで。

いますね。あるいは謙遜しているだけかもしれないし、実感かもしれません。得意なことやっている人は、他人が言うほど苦労には感じないのも事実だし。

好きな物を見て好きなことを語っている評論家とか。でも、短い締め切りですごい量の原稿書いてたりする。

他人から見えてすごい量でも、できる人にとってはたいしたことない、っていうこともしばしばありますしね。努力を努力と感じなくなる前には努力があるんです。

本当の努力っていうのは楽しいもののはずです。他人から見るとしんどいだろうなあ、と思うことを楽しくやっているのが結果的に「努力」になっている人は多いはずです。そして時には苦しいとしても、全部が苦しくはないんですよね。ずっと苦しかったら無理ですよ、逆に。そういう努力は続きません。だから何にどう努力できるかもアセスメントが必要です。

誰の場合でも、その本人にとって何が楽しいかというのは、そのへんのマニュアルが通用しません。それを探り当てるのに時間とか工夫が必要だと思います。自閉っ子はとくにそうでしょう。それを自分で探り当てて楽しく努力している姿を伝えたくて『自閉っ子のための努力と手抜き入門』を作ったのですが、これを見ると自閉っ子が努力できる条件がわかってきます。

・楽しいからやってごらんはＮＧ
・苦しまないと努力じゃないという誤学習

私としてはこの辺が目新しかったですね。あと、ニキさんは「努力というのは初期投資」だときっぱり割り切っていますね。

手抜きをするための手を惜しんではいけませんね。

構造化とかもそうじゃないですか。あとラクをするためにいかに整えておくかということ。

ああ、あれも初期投資ですね。

もうちょっと突き詰めて自分にできる努力を見極めておくのがラクかなあと思ったり。

それがお金かかることだったりすると贅沢との判別が難しくなるんですよ。

お金かけなきゃいけないときにはかけなきゃいけないので、そこで贅沢だという突っ込みを控えるのは支援だし、自分にはまりすぎるのをあまり笑わないでほしい、みたいなことを書いていますね。

体調報告を嗤うな

ああそうですね。自分オタク的なことは、必要な試行錯誤かもしれないので。

自己中に見えたりとか、痛い人に見えるかもしれないけど、スルーしてあげて、みたいな感じですね。

本当に自分の身体のことばかり言っていたりとかですね。

私は正直、出会ったころニキさんが体調の報告ばかりするのに違和感がありましたよ。もっともそのおかげで、自閉の身体障害的側面に気づけたんですけどね。その後SNSで、皆さんが体調報告に熱心なのにまた違和感を覚えました。そしてわかったことは、自分はわりと極端に主観的な体調不良が少ないということ、防衛体力がしっかりしている人間だということです。これ人に言うと「気づくの遅いよ」と言われるんですけど、他人と比較して初めてわかることってあるんですね。こういう学習の遅れは誰にでもあると思うんですよ。みんな自分を相対化する機会ってわざわざ設けないとないからね。

体調報告に熱心なので、かまってちゃんに見えるかもしれないけど、よかれと思ってかまうとうるさがる人もいますね。実は必死で記録つけてるだけかもしれない。

そう。実はそのへんがわかってきたのつい最近なんです、私。

身体が珍しい人は、その辺のアリモノの健康情報が使えないことがある。だからカスタマイズしてると、自分に関する情報にかまけている見かけの時間は長くなります。でもそれは必ずしもナルシシズムの反映とはかぎらないと知っとくとお互い楽ですね。

なるほど。それは大事なことですね。支援の第一歩かもしれません。まずは身体的な不便さがあることを否定しない。そしてその不便さを解消するために本人がやっている自分観察に突っ込みを入れない。心がけたいと思います。

さて、では10年の間に「気まぐれな身体感覚」がどのように変遷を遂げてきたか・こなかったかのご報告はこれくらいにしましょう。次は「へんてこな世界観」の変遷を見てみましょうか。ありがとうございました。

第三部

へんてこな世界観と「不幸をねじ伏せる」という長い道のり

ありがちな質問

ところで私がびっくりしてしまうのは、お二人と同じ自閉症の人でも「子どもの頃どうして接してほしかったですか?」とか「どんな場所があれば生きやすいと思いますか?」という質問にすらすら答えられてしまう人がいるということです。そういう人を偽者自閉っ子扱いすることは対処法として私の好みではないので、きっとお二方となんかタイプが違うんだろうなあ、とそういう風に考えることにしています。ただ、そういう「ありがちな質問」を安易にした結果出てくる情報がどれくらい役に立つかは疑問を持っています。

だいたいニキさんが子どものときにどういう言葉をかけてもらいたかったですか、ときかれると「しまうま」って答えるし、学校にどうしてもらいたかったかというと「教頭先生に書道展に出展しないでほしい」って答えます。詳しくは『自閉っ子のための努力と手抜き入門』を読んでもらえればと思いますが、どっちみちこういう返事が出てくるので、こういうむなしい質問やめようよっていう対応を私としてはお勧めしているんですけどね。

お習字は子どもの習い事だと思っていたので、教頭先生か誰かがどっかの書道展に入選したと聞いたときは、大人のくせに子どもの習い事をする人がいることにびっくりしました。お習字って大人がしていいの？　って。

そうですね。たしかにお習字習いに行っても大人はいませんしね。「見えないものは、ない」認知特性を持った人としては当然の疑問なんですよね。

ところがそういう認知特性の違いを考えないで、ありがちな質問して安直に答えを得たいと思う支援者って多いですね。だからたとえば小学校の先生たちの集まりに行くと、小学生のころどう接してもらいたかったか、という質問が必ず出てくるし、それは美しい気持ちから出るんですけど、まずその質問をやめるところから自閉症理解を始めようよ、って私は思っているんです。

まあこういう素直なお答えをするのも、自閉症について知りたいと思って下さってる皆さんの前だからですけどね。本当はもっと心にもない返事もできるんですよ！　ヘタだけど。

自閉っ子にこういう質問してしても意味があまりないよね。したい気持ちはとてもわかるし、それが「なんとか助けたい」というあたたかな気持ちから出てくるのもすごくわかるのですが。それより一生懸命本を読んで、ニキさんはこうなんだ藤家さんはこうなんだ、じゃあ目の前にいるあの子はどうだろう、って考えた方がいいんじゃないかと思います。じゃないと役に立たない、というか場合によっては逆効果になると思います。
だけどその一手間を惜しんで、安易な有効でない他人向けの方法に飛びついて効果が上がらず「やっぱりダメだ、障害だから」って終わってしまうのがとてももったいなく思えるんですよね。

だいたい私、子どものころ考えたことなんて、次鶏肉いつ出るかなあとか。

鶏肉好きだったんだ。

そうそう。これ健常児にもあるでしょ。カレーいつ出るんだろうとか。

何が出るかは、毎日考えてるでしょうね、子どもは。

でしょ。本当に毎日カレーだったら飽きるだろうに、子どもの悲しさ、まだそれを知らない。こういうとこは健常児も同じですよね。

たしかに。じゃあこういう質問はどうでしょ。「こんなもの、こんな場所があったら、生きづらさが軽減するのに」もしあれば教えてください。

なんだろうね。歌舞伎座も、横浜能楽堂も、繁昌亭も、自宅の中にあったらいいな。

そりゃいいね。行かなくてすむもんね。

それかさあ、伊丹空港と新大阪の駅が両方うちの隣にあるといいんだけど。

うるさいと思うよ。

や、それ以前に、伊丹空港と新大阪駅は離れてるでしょ。

ですよね。

だから両方に近いって無理ですよね。繁昌亭は大阪にあるんだから、歌舞伎座とは隣にならない。

だから絶対にそういう質問するとこういう答えが出てきますよね。

こうして、わざと絶対にかなわないことを考えることで、「別に理想の環境が実現しなくても、そこそこ幸せにはなれるんだ」って思いやすいんです。

なるほどね。それもまた、脳みそぐるぐる作業だな。じゃあ藤家さんどうですか？藤家さんにとっては、生きづらさを減らす場所ってどんなものですか？

減らす場所ですか？　というか減らす道具だったら思いつきますけど。

何？

テレビをぽちっとつけたらリブ・タイラーの画像がわーっと出てきてくれるテレビがあれば。癒やしの効果があるので生きててよかったと思うでしょうね。

画面に自分で出すんじゃダメなんですか。

リブ・タイラー専門チャンネルがあればいいんでしょ。

そうなんですよ。

そうしたら契約してそれをずっと見てればいいんですね。

そうなんです。でもなかなかニッチな望みなので、きっとかなわないと思います。

うん。私のも絶対かなわないですよね。

そうそう。

でしょ。第一伊丹空港なくなるかもしれないし。

そうですね。歌舞伎座動かすのも難しいだろうし。まあだいたいこういう答えが返ってきますよね。

家族は備品だったから

こうやってへんてこな世界観をお二人は持っていて、それを前作では笑いでくるんでお伝えしたわけですが、実はへんてこな世界観には弊害もあるんですよね。たとえば藤家さんは「家族は出待ち」と自然に考えてきたことで、実は家族を振り回してもいた。

はい。それぞれの人にそれぞれの時間があって、自分の見えないところで何かやっているのがなかなか信じられなかったし、理解もできなかったです。それを解決するために支援センターの人がスケジュールを家族の分まで用意してくれて、そこに家族の予定を書くことで、それぞれが自分の用事を済ませているんだとわかるようになりました。

お母様も、本当にいいお母様だっていうことがお会いしたらわかって、教えてあげましたよね。そうしたら「そうですか」みたいな感じだったんですけど。お母様が診断ついたときに「自分は至らない母親だった」っておっしゃったんですよね。それで、「あ、そうなのか」って思ったんですよね。

そうなんです。

それまでよくわからなかったのにお母様が「至らない母親だった」って自己申告するものだから。

そうなんです。

「使えない母親だな」と思ってたんですよね。

そうです。

決意と愛情の表現だとは思えなかったんですよね。それに、朝弱いので起きられなくて起きるとお母様が出勤前に作ってくださった朝ご飯にラップがかけて置いてあったりするんですけど、やはりそれは巨人が持ってきたものなんですよね。

そうなんです。

お母様が出勤前の忙しい時間に作ったものだとは思わない。

見えないので。

そしてそれを視覚化してわかるようにしたんですね。支援の力で。

赤の他人が登場人物ではないと理解するのは難しくなかったんですけど、家族に関しては手こずりました。私の生活に花を添える道具だと思っていたので。まして妹に至っては完全に備品だったんですよ。

ほんと？

自分の思い通りに動いてくれないと色々不自由を感じて。そうしたら支援者の方が、妹さんにいつも寄りかかって歩いてはダメですよとか。妹にも自分の時間が必要ですよ、とか。でも妹にはそれまですごく依存度が高かったのでなかなかうまく解放してはあげられませんでした。

本当に自分が中心で、ご家族は登場人物というか備品というかだったんですね。

なんか妹って、バッテリーみたいなもんだったんです。本体の私が動くために妹がつねに必要だ、みたいな。対だと思っていて、でもそれも妹の分のスケジュール表を作ったことで解決できました。

貼ったんですよね。冷蔵庫に、家族全員のスケジュールを。たとえば藤家さんが昼寝している時間にお母さんは夕食を作っていて、だから昼寝から目覚めると夕食ができてる、みたいな。それを見て始めてお母さんへの感謝の気持ちがわいてきたというか、そういうのがあって。それが支援ですよね。家族が人間だ、と知るために視覚支援が必要だったんですよね。

怒りが消えた浅いワケ

藤家さんの貼ってもらったスケジュールに私の場合近かったのは、小学校のときの音楽準備室に貼ってあった音楽の先生の時間割ですね。私たちの時間割は火曜日だったら国語・音楽・社会・体育・算数だったんですけど、音楽の先生の時間割は6年1組、3年2組、4年1組、って書いてあるわけです。

うんうん。入れ替わり立ち替わり児童が来るわけですね。

そうしたら、算数やっているときに体育やっている声が聞こえたりどこかで音楽やっている音が聞こえたりしたときに「さぼってやがる」という怒りが消えました。

なるほど。

あいつらなんでちゃんと算数やってないんだ！　っていう怒りが消えました。

でもこれ笑い事じゃないかも。成人でこんがらがって世の中に恨みを抱いている人の中にはもしかしたらこれの誤解のもうちょっと複雑でもうちょっと大人っぽいやつが潜んでいたかもしれません。

小学校三年くらいのときだったな気づいたの。

ちょっと遅いと思うな。

早いですよ。私、30とかそれくらいですよ気づいたの。

二年生までは、社会科の時間に外から体育の笛の音とか聞こえると、「社会科を怠けている」って思っていました。自分は体育キライなくせに。ただ、自分だけは正しいわけですから、怒りと同時に優越感も混ざってました。

なるほど。だからね、『自閉っ子、えっちらおっちら世を渡る』その他ニキさんの著書を読んでいると、涙が出てきますよ。ここまでつきつめて考えるか～とか思って。我々がはっきりと教えられなくても最初から知っていることってあるじゃないですか。会社は営利を追求しているとか。まあそれはニキさんわりと早めに知っていたんだけれど、中にはわからなくて社会に出て不適応を起こしているケースもありますね。それを一つ一つ地道に自分で探り当てては覚えていて。それがニキさんの基本的なサバイバル・スキルでしょ。

考えてみたらそうですよね。大人も書道習っていいとかね。

そうそう。

社会科の時間もよそのクラスは体育をやっていていいんだとか。

最初にどーんと誤学習があるからこそ、世の中を恨まない、腹を立てないために、余分な脳みそ作業が必要なんだなあと思うんです。それを思うと、早く告知しておいてあげてほしいなと思います。そして、ニキさんみたいに「世の中を恨まないための余分な一手間」を一からできる人ばかりじゃないから、そういう人にニキさんの本を読んで近道してもらいたいんですよね。

診断告知受けたばかりの子にどう声をかけるか

え～とですね、告知の話が出たところで、読者の方からお寄せいただいた質問をお二方にします。

〝診断され障害の告知を受けてまもない子どもたちと話をする機会があったらどういう話をされますか？〟

子どもと話するのが苦手なので。

ああ、声が苦手だもんね。

私、ゲーム全然やらなくて、ゲーム知らないんですよ。今の子どもってゲーム好きな子が多いじゃないですか。告知受けて間もないとかいっても子どもは子どもだから、その子の趣味の話をしたいですよ。だからゲームを知らないのは非常に困る。読書好きの子となら話せるかもしれないけど。

たぶんそういうことききたいんじゃないと思う。意図外してると思う。

や、外してないと思う。もともとどういう世界観持ってる子で、どういう大人になりたがってる子なのか、障害以外の部分も含めて知ってないと、告知のことだけなんて話できないです。それに、告知ってことは、その前に診察やら検査やらで知らない大人にいっぱい会わされた後でしょ。自分が変だから、至らないからあちこち連れ回されたと思ってるかもしれない。会うなら、しばらくその話は無理だけど、本の話したり一緒に昆虫とったりして、大人の遊び仲間が一人増えた、ってときに話せばいいことだと思う。告知を素早く受容してほしいなんて目的で大人と会わされるのはいやかもしれないし。

なるほど。ある意味ニキさんらしい答えです。藤家さんはどうですか？

私もおおむねニキさんと同じなんですけど、告知を受けている先輩として言えることは、もう受け入れるしかないよ、っていうことですね。それも自分ですから。自分を受け入れないということはつらいことですし、受け入れた方が人生早く進むよ、っていう。

ていうか受け入れるの上手でしょあなた方。私たちより現実を受け入れるの上手だと思うんですけど。現実を受け入れる力って自閉の人の方がずっとありますよ。それを受け止める力のない定型発達者が下手に深読みして告知しないとか無駄なんじゃないかと。

ていうかさ、現実以外を想像する力が弱いんですよ

ああそのとおりだ。それが「強みは弱みの裏にある」っていうことだな。だから自閉の人には、意地悪な気持ちを込めないで、本当のことを教えてあげるのがいいんじゃないかと私は思っているんですけどね。

そういえば藤家さんは以前お姫様キャラだったんですけど、支援センターであなたは世界の中心じゃないのよ、って言われて「ああそうだったの」って思ったんですよね。

そうなんです。

肩の荷が下りたのよね。

世界しょわなくていいんだ～と思ってほっとしました。

優れた支援組織がやっている支援って、そういう感じなんですよね。割と支援者が臆さず本当のことを教えているんですよね。だからお二方の答え、どっちの答えもいい答えだと思います。受け入れるしかないよ、っていうのは案外受け入れるんじゃないかと。「現

実以外を想像する力が弱い」という弱みの裏には強みがあるはずですよね。

ただ、「受け入れる」っていう言葉が通じるかどうか。

そうなんですよね。まだどういう意味かわからないかも。

「受け入れる」っていう言葉、その子はどんな場面で聞きますかね。テレビで聞くとしたら、たとえばニュース。外国人労働者とか、輸入牛肉とか。私なら「そうか。輸入牛肉を食べよう」と思ったかも。

「受け入れる」のもう少し易しい表現を考えておいた方がいいかもしれませんね。

なるほど。

たとえ受け入れられずにいるとしても、それは一人ずつ違う。その子なりのかたちってありますよね。

ふむふむ。

それに翻訳して言うしかしょうがないよね。だからやっぱりその子のこと知らないと無理だわ。

「空気読めない」と言われることについて

次の質問です。

〝「自閉っ子」シリーズを愛読しています。正直私が普通と思っている感覚と違いすぎて、びっくりするとともに我が子がどんな風に感じどんな風に困っているか適切にわかってあげていられないのではないかと不安になりました。本を読んで自分の感覚で子どもを見ないように気をつけています。〟

ああ、これ大事ですよね〜。さて質問です。

〝よく自閉っ子は空気を読まずに失礼なことを平気で言うし、それに気づかないと言われます。たとえばお土産のお菓子をもらってこれまずいねとずばりと言ったり。この場合だと自分がまずいと言われたときは気にならないのでしょうか。〟

どうでしょう藤家さん。

なりません。

ならないでしょうね。

まずいって言われたら、あ、やっちまったな、と思います。今度はおいしいの買ってこなきゃ、とか。なんて失礼なこと言うんだ、とは思いませんね。

なるほど。ニキさんはどうですか?

まずいって言ったこと自体は、ああ嫌いなのかな、ですけど、ただそういうことを言っちゃうっていうことは、一つのサインですよね。「こういうこと言っちゃダメ」とか、マナー、約束事ってのは、だいたいセットになっているんです。だから、これを学んでないってことは、他のこともセットで覚えていない人である可能性が高いってこと。普通はお約束ごとで流せることが、必ずしも流せない人かもしれない。当面は必要のないことでも、疑問を持ったら納得するまで質問されるかもしれない。こっちが知ってることも、満足するまで説明されちゃうかもしれない。だから、心の準備をします。

長いね。でもいいのいいの長くて。こういうしつこい考え方がニキさんの身を救っているので。で、答えとしては鋭いね。

鋭いですね。

青春時代に雑談積まなかった分、こうやって人間理解に至っているのよね。

一個だけを学んでいると言うことは普通ないので。

いわゆる社会性がないかわりに頭脳労働でそれを補っていますね。それがこういう長い語りでわかります。

タイクツで失礼しました。

い～えタイクツではないです。ただ、たぶん我々は三秒くらいでわかるんだと思う。あ、この人こういうこと言うってことは、って。ある種、つきあい方をそれなりに変える用意をしておいた方がいいな、っていうところを、すごく詳しく説明してくれた感じ。こういう頭脳労働が得意なんですよね、ニキさんは。

だからくたびれるんだよね。

そうなのそうなの。

私は、そこまで気が回りませんね。あ、このお菓子おいしくないんだ、もうこのお菓子会社からお菓子買うのやめよっていうだけ。

でもそれも正しい判断かも。

でもさ、単にその人の好みかもしれないじゃない。

まあそうだね。

私だいたい黒砂糖入ってるのあまりおいしく感じないし。

ああそうなの。私はわりと好きだな。好みの問題だね、たしかに。

「まずい」と言ったその人は、自分の好みと客観的な優劣の区別ができているかな？
それは考える。

また長くなりそうだね。

自分が嫌いなだけの食べ物を、みんなにもまずいはずと思ってしまってる人もいるし、確かにレベル低いのを指摘してる食通さんもいますからね。

難しいね。

難しいですね。

だって、定型発達の人にも食通っているでしょう。まずくても言わないだけの常識はあるけど、内心、目利きができる人。定型発達の人にいるんだったら自閉の人にもいますよ。仮に、食通としての判断でまずいって言ってるんだったら、ありがたく参考にして次から買うのやめればいい。でもその人がまだ自他の区別がついてない人だったら、自分の好みじゃないものをまずいと言っている可能性がある。

長いね。

これでもまじめに言ってるんですけど。私も小さいときは、人にまずいと言わないというしつけは受けていたから言わないけど、自分が嫌いなだけのものを品質の劣るものと思っていた可能性はあるよね。

ああ、自他の区別がついていなかったから。

そうです。

自分にとってまずいものを、全人類にとってまずいものと思ってしまった可能性があるということね。

ありますあります。あげたものを「まずい」って言われてムッとしたとき、つきあう義務のない相手ならそのまま避けちゃってもいいけど、ずっとかかわる相手なら、食通なのか自他の区別がついていないのかを区別した方がいい。

とても勉強になりますね。長いけど。

食通なんだったら、「まずい」って言っちゃうのさえ直せば、特技になりますよ。

料理を教えましょう。家族もいいもの食べられるし、料理をエサに友だちができるかもしれません。あいつちょっと変だけど、あそこに行けば美味しいモノ食べられるってんで、少々のことは我慢してもらえるかもしれない。食通なんだったらそこは大事にすればいい。言わなきゃいいんですよ。それも、人に食べさせてもらった物だけ言わなきゃいい。でも教え方に失敗すると、「『まずい』と思うだけでもダメなのか」って思う人もいるからね。

そうそう。そこ、大事な区別なんですよね。長いけど、話。「まずい」と思うこと自体は、別にいいんですよね。脳内は自由なんですよね。それを口に出すと適切ではない場面は多いけど。脳内は自由。

まあね、浅見さんはこういう私の説明聞いて「長いわ」とか「くどいわ」と思っているかもしれないけど、ここまでくどくど言わないと、納得しないんですよ。

誰が？

私が、です。

なるほどね。自分を説得するために話が長くなるのね、ニキさんは。

そして様々な特性の違いはあれど、同じように容易に説得できない人に雪かきするために本を書いてきたわけですね。話が長いのが、脳みそぐるぐるするのが、ニキさんのサバイバル・スキルですね。話は長いし、何よりやっているニキさんが疲れそうだけど、それがニキさんの心身安定へのコツなんだから、引き受けなきゃしょうがないわけですね。

このように心身健康になるコツって、一人一人違うんですよね。そして大事なのは、自分の特性を知り社会と折り合いをどうつけられるかの「アナログなアセスメント」だと思うんです。「いいところを知って活かす」「弱いところを知って活用する」ためのアセスメント。学習能力だけじゃなく、どうやって社会を生きていくか、そのための力がそれぞれの人のどこに備わっているか、のアセスメントです。

そのためにはまず、社会について知っておく必要があるかもしれませんね。社会っていったいどういう場なんでしょう?　っていうことを考えてみましょうか。

社会とは饗宴である

さて、この絵をみてくださいませ。(↓154・155ページ)

なんのためにこのイラストを作ったかと言いますとね、療育の世界《ギョーカイ》で「社会適応」というのが難しく考え過ぎられているような気がするからです。

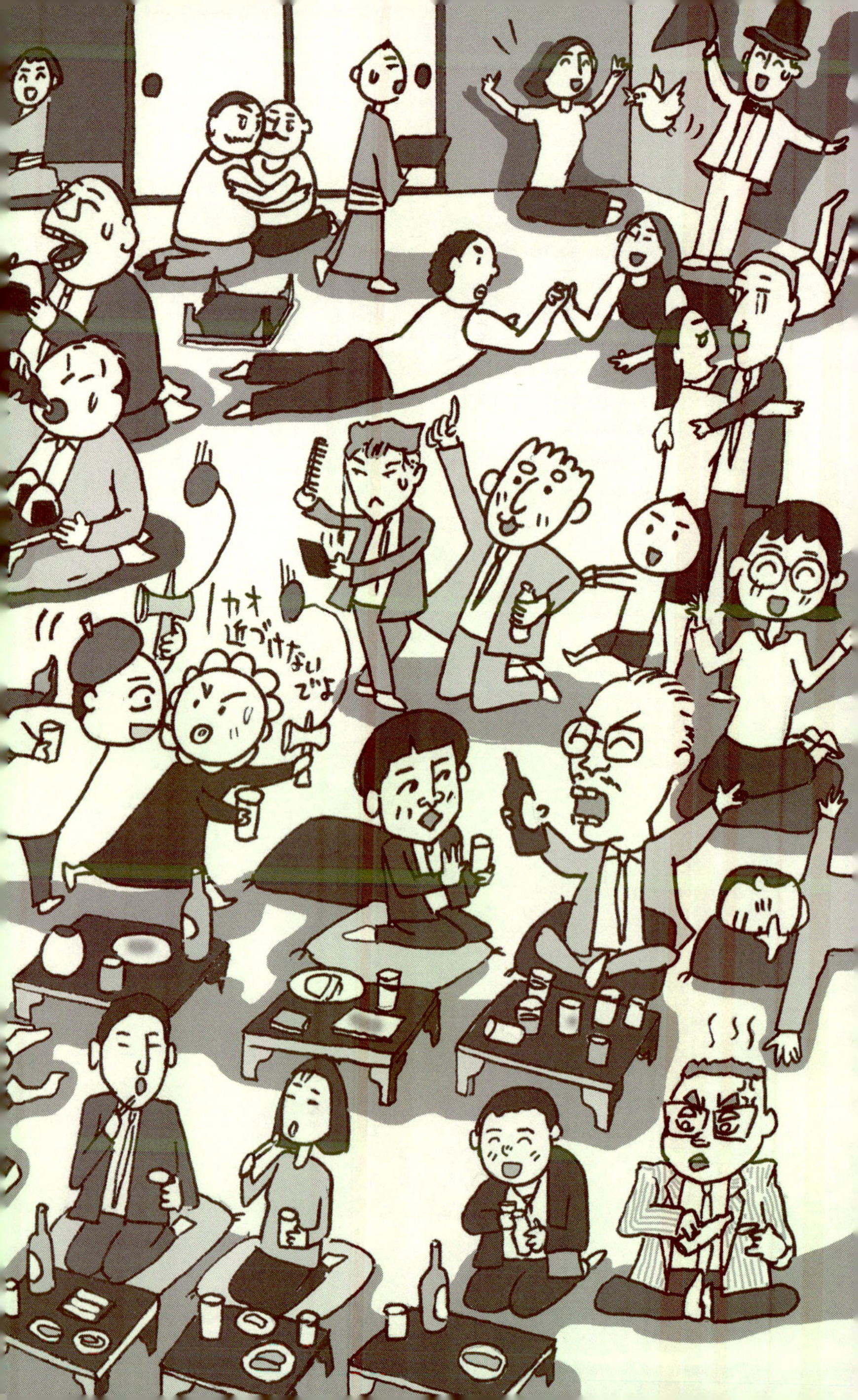
カオ近づけないでよ

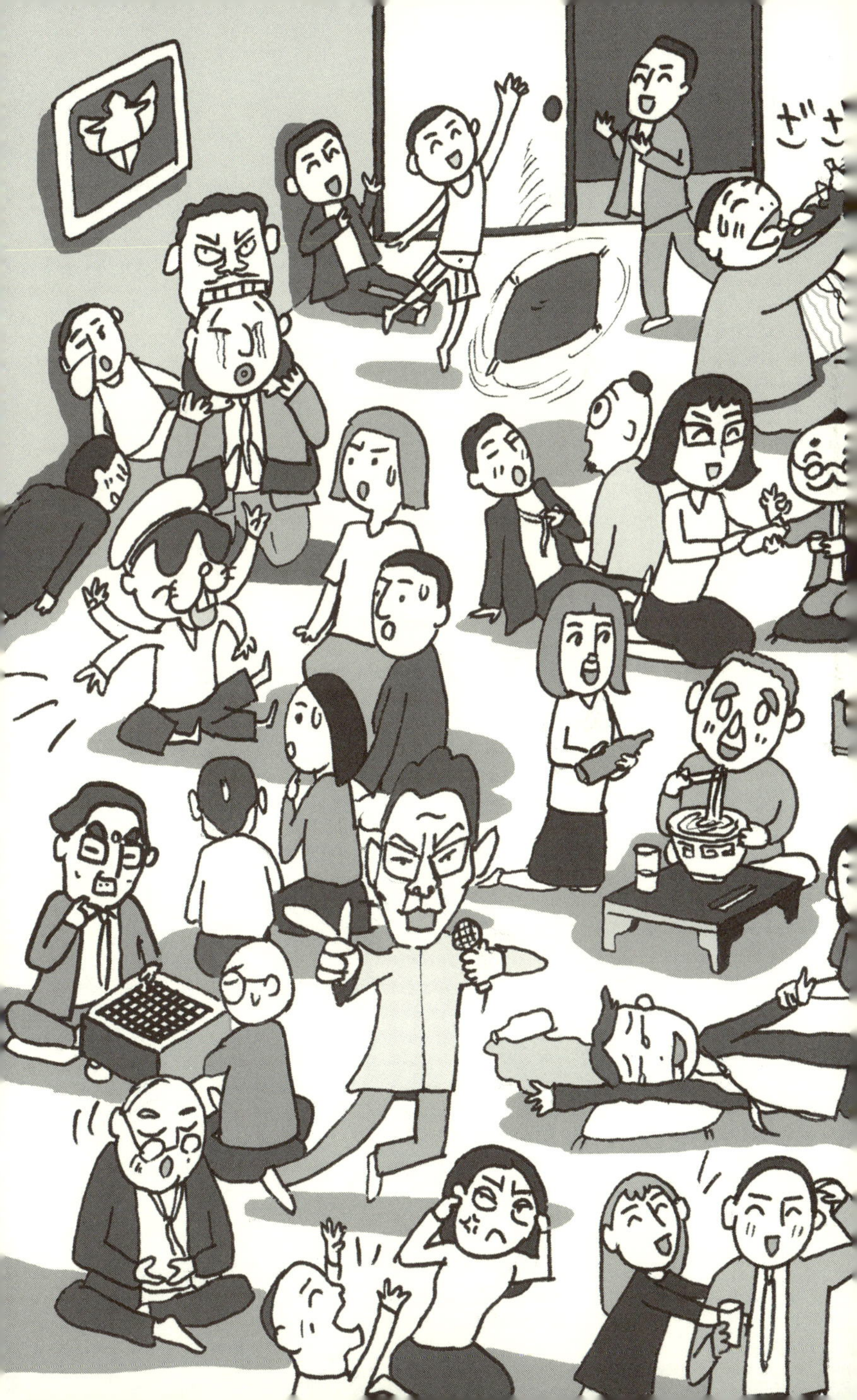
ざさ

その結果、「できない」と絶望してしまったり、あるいは「本人に教える」ことではなく「社会に理解を求める」ことだけが支援だということになっていたり。

でもはっきり言って、私は社会適応って、そんなに難しくないと思っているんです。だから逆に屈託なく「社会に合わせようよ」って言ってしまえるんですよ。

社会とは饗宴なんです。この絵を見ても、みんな好きなことしている。一人で手酌で飲んでる人がいます。酔いつぶれて寝ている人がいます。剣玉している人がいます。ラーメン食べている人がいます。お酌している人がいます。みんなこの場を共有しているんです。コミュニケーションって結局「場の共有」なのだから、自分にできるやり方で人と場を共有できればいいわけです。ところが療育の世界で語られる「社会適応」って、しばしば社会の人々が一糸乱れぬ行進をしているところに参加していくような印象だったり。

そりゃ無理だよ、と思います。

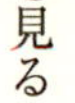

社会を見ると、別に一糸乱れぬ行進はしていないしね。

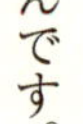

そうなんです。この絵を描いた小暮画伯は剣玉を持っていますね。これは森嶋勉さんの『伸ばそう！ コミュニケーション力』という本を作ったとき、二人で打ち合わせのとき剣玉で遊んだからです。そして画伯はつまんないダジャレをよく言うのですが、五秒ルールというのがあって、五秒無視すると私の勝ちになります。だいたい60連勝くらいは

するのですが、無視していると顔を近づけてきて笑いを要求することがあります。その様子を描いています。

寒いですね。

そうです。実に寒いです。でもまあそうやって寒いやりとりをしながら、結果的には楽しく場を共有するわけです。ギャグは寒くても、やりとりは楽しい。それが「場の共有」になっているからです。

　本当に場の共有って、それぞれのキャラによって違ったやり方でよくて、正解があるわけじゃないんですよ。みんな自分にできるやり方で場を共有できればいいだけの話なんです。そうしたら「社会適応」って別に残酷なことではないと思うんですけどね。そういう思いを込めてこの絵を絵はがきにして講演会とかで配っています。ニキさんは左の方で独演会していますね。

相手引いてるじゃないですか。これでも適応していると言えるんですか？

ニキさんは自閉圏で、コミュニケーション障害はばっちりあるんでしょうけど、独演会力はあるじゃないですか。そして独演会してお金をちょうだいしたりしている。そういう場ではみんな引かないでしょ。コミュニケーション障害があっても、ご自分でいつもおっしゃるとおり「残存能力で勝負」しているんですよ。

コミュニケーション力があったら、もっと講演が上手だと思います。とっちらからないで話せると思う。

とっちらかっているところはあるかもしれませんけど、喜んで講演会からお帰りになるお客様は多いですよ。だからちゃんと役目を果たしているのだと思いますよ。逆に言うと、まったくコミュニケーション障害がない人間もたぶんいないんだと思います。

でも私、他の人から話聞き出す力って弱いんですよ。

あ、そういえばそうですね。

そういうのやりたいときがあるじゃないですか。

あるんですか？

この人がお元気なうちにお話聞いておきたいとか。でもできないから、やりたいこととの組み合わせが悪いなあって。あれもこれもやりたいという欲求が出てくると、自分のコミュニケーション能力に不満が出てきます。

なるほど。

だから、主観的には、コミュニケーション障害が前より重くなったともいえる。

欲望が出てきたんですね。

そうです。

なるほど。でもニキさんにそういう欲望があったの初めて知りましたよ。

遠い夢と思ってあきらめてましたからね。

生活範囲広がったからじゃないですか？　10年前よりは少なくとも広がったでしょ。

それもあるし、関心持ってる相手が10年前より年をとったのもありますね。お元気なうちに、と思いますから。

なるほどね。

相手の年齢が上がってくると、今のうちにという思いは強くなります。それに、まだお若いのに亡くなられる方もときどきいらっしゃるでしょ？　そんな回数が重なると焦りが出てきますから、需要との対比で考えれば、障害は重くなったという言い方もできるわけです。

私としては意外に思えますね、ニキさんのその希望は。

できもしないのに、恥ずかしいじゃないですか。

なるほど。

もっと若いときは自分を知らないから、なんでもできると思ってて、そのころが一番気は楽でした。でもそのころにチャンスがあったら大失敗して、しかも自分の粗相だとは気づかなかったかも。今なら失敗したら自覚できるから、それだけ進歩はしてるのに、主観的には不満が増してます。

まあコミュニケーション障害っていっても色々ですね。

何に使いたいか、です。

で、ありもので勝負するしかないですね。残存能力で勝負するしかない、てよくニキさんおっしゃるじゃないですか。そしてその残存能力で本書いたり翻訳したりしてるんですよね。

自閉のまんまで幸せになるコツ

これは、読者にお配りしている「自閉っ子通信」第9号です。(→162・163ページ)

このとおり、「自閉のまんまで幸せになれるよ」と思っています。そしてそれに大事なのは「アナログなアセスメント」だよ、と思っています。

自閉っ子通信

Jiheikko Tushin

Vol.9

●発行所　株式会社 花風社　〒106-0044 東京都港区東麻布 3-7-1-2F　Tel：03-6230-2808　Fax：03-6230-2858　URL：http://www.kafusha.com　E-mail：mail@kafusha.com
●文責：浅見淳子（編集者・花風社代表取締役）　ブログURL：http://blog.goo.ne.jp/tabby222/

花風社の提言
「でこぼこでもいい。健康で幸せになろう」

「発達障害って治らないんでしょ?」と思っていたから

2010年の頃私は、それまで10年ほど生息していた自閉っ子たちを取り巻く世界《ぎょーかい》を、ある理由で去ろうとしていました。ところが不思議な出会いにより、「発達障害などの症状に苦しんでいる患者さんを癒やしていく力がある」という評判の神田橋條治先生との出会いに恵まれ、私は**『発達障害は治りますか？』**という本を出すためにもう少しギョーカイにとどまることになりました。

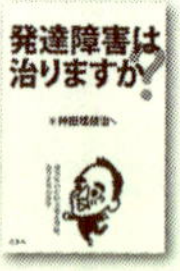

それまで「自閉症は治らない」ことが声高に叫ばれていましたね。けれども神田橋先生は「治らないという考えは治りませんか？」とかおっしゃるのです。そして先生のところに行くと、長い間引きこもっていた人がハローワークに通い始めたりするというのです。うそだ〜、と私は半信半疑でしたが、それまで苦しんでいる人をたくさん見てきただけに「なんとか読んでくれた方々に良くなってほしい」という一念で、『発達障害は治りますか？』という本を出しました。そして、「良くなる」のが事実であることを知りました。ただし、「治る」ことを目標にすることは「自閉症の人が自閉症ではなくなる」ことを目標にすることではありませんでした。「脳みその発達はデコボコのまんま、脳がラクになって幸せになる」ということでした。

実は私には、そういうこともあるだろうなとすんなり信じられる理由がありました。それは**『自閉っ子、こういう風にできてます！』**の著者のお一人藤家寛子さんが、二次障害のトンネルを抜け、少しずつ少しずつ健康になり、そして以前は考えられなかったほど元気に社会に向けてはばたこうとしていたからでした。藤家さんは、自閉症でなくなったわけではありません。でも、健康になりました。そして、幸せになりました。心身脆弱な人だったのに、ぐんぐん健康になり、ついには一般就労してしまった経緯はご本人が**『30歳からの社会人デビュー』**にまとめてくださってます。

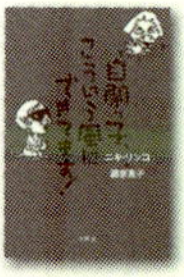

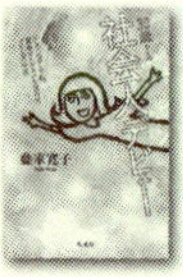

藤家さんに、劇的な回復をもたらしたものはなんだったのでしょう？　ご本人の努力もあります。ご家族の支援もあります。医療その他の社会的資源をその必要に応じて主体的に上手に利用されたこともあるでしょう。支援は確かに大事です。意思の力だけでは立ち直れないから障害なのですから。けれどもどれだけ支援を充実させても、そこに「よくなれるんだ」という希望と「よくなりたい」「社会の一員になりたい」という意欲がなければ成人期の健やかさは手に入りません。藤家さんの劇的な回復が、私にそれを教えてくれました。私はそれ以降、「読んだ人が健康になってくれる本を作れるのなら、もう少しだけ発達障害の仕事を続けよう」と考えるようになりました。

脳みそをラクにする→発達する

発達凸凹の人が健やかに生活するために必要なことはなんでしょうか。まずは、自分の脳みそのかたちを知ること。実を言うと、私は神田橋先生に宿題を出されていました。現在の発達障害の診断は、高機能自閉症とかADHDとか、粗すぎて治療につながらない、とおっしゃるのです。もう少し、それぞれの脳の特性がわかるといいね、ということで、そういうことに取り組んでいらっしゃる先生を探していたのですが、北海道にいらっしゃるニキさんの「脳みそオタク仲間」の長沼睦雄先生のご講演を聴き、これだ！と思いました。自分の脳を知るということは、自分が何を強みにこの社会を生きていくかを見つめること。こうやって長沼先生の**『活かそう！発達障害脳「いいところを伸ばすは治療です」』**を出しました。この本により、どんな人にも、たとえ障害の重い人にも強みがあることが、脳みその機能からきちんと説明されました。

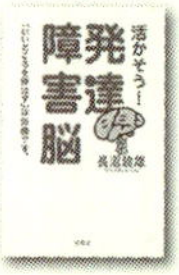

また自閉っ子シリーズにご登場いただいた岩永先生の講演をお聞きし、「脳みそのベースを作る、ということにかけて感覚運動アプローチは近道だなあ」と実感し、楽しいイラストをたくさん入れた**『もっと笑顔が見たいから』**という本を作りました。

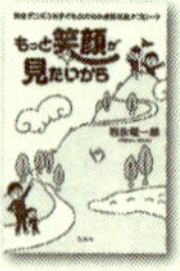

よ〜く見ると、世の中に目の前の人をラクにしている医療者・支援者は結構いるようでした。そもそも神田橋先生と私を引き合わせてくださった臨床心理士・言語聴覚士の愛甲修子さんは、「家族が施設に預けなければいけないほどの問題行動の人が全然問題行動を起こさなくなってしまった」とか「ずっと口のきけなかったひとが50代になって言葉が出てきた。知的障害者も知的に発達しますね」みたいなことをさらりとおっしゃるので、その実践を知りたくて**『脳みそラクラクセラピー』**という本にまとめました。

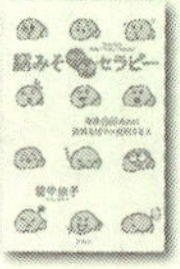

自閉っ子通信

「やればできる子たち」って伝えよう

花風社はこうやって、「脳みそをラクにする」本を出してきたのですが、もう一つ追求したい路線がありました。それは「やればできる子」路線です。

自閉症児を持つ家族は、長い間「親の育て方が悪いのではないか」という偏見に苦しんできました。だからこそ、先天性の障害であることを社会に知ってもらう必要がありました。けれども特別支援教育が始まり就労支援もどんどん発展しつつある今、自閉っ子たちの持っている力をアピールすることも、また大事です。「やればできる子たちである」と社会に知らせることも大事です。自閉っ子たちは社会のルールも守れるし、等身大の努力もできます。そこで私は、**『自閉っ子のための道徳入門』**という本を企画し、重度の障害があっても、きちんとルールを守る子に成長できること、問題行動は治す手段があることをお知らせしました。そして「自閉っ子は努力が苦手」と主張する専門家もいる中、「自分にあった努力ならできるよね」と考え「手抜きのための上手な努力」をしているニキさんと一緒に**『自閉っ子のための努力と手抜き入門』**を作りました。その二冊を読んだ読者の方から、「友だちについても入門編を作ってほしい。自分は友だちの作り方、友だち関係の維持の仕方がわからなかった」という声を聞き、**『自閉っ子のための友だち入門』**を作り、ニキさんや藤家さんや今は東大教授となっているアスペルガーの方の「友だち観の変遷」をベースに「友だちがいない子どもも、幸せな大人になれる」という本を作りました。ここにはニキさん、藤家さんのみならず、愛甲さんにも登場していただきました。「友だちほしがらない子の方がうまく大人になる」っていうのを知ってびっくりしたりしましたね。でも、その通りでした。

結論としては、私は今こう考えています。

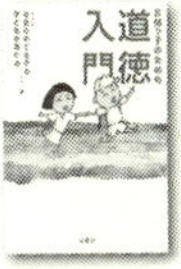

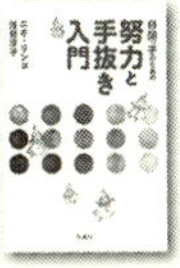

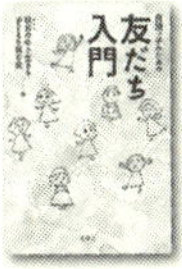

「デコボコは一生あっても、健康に幸せに暮らせます。それには周囲にいる私たちの支援や配慮が必要です。けれども自閉っ子たち自身にも、自分の力で幸せをつかみとる権利はあるのです」。

もう少し花風社は、発達障害の本を出していこうと思います。どうぞ、お役立てください。

浅見淳子

「アナログなアセスメント」っていうのは、「数値化されていないその人の資質を見ていく」っていうことです。この10年で花風社は、その人がどう社会を生きていくかを知るための目安をたくさん知りました。

・子どものとき、どんな遊びを好んでしたか

っていうのが資質を知る手がかりになるというのは、この本を作ったときによくわかりましたし

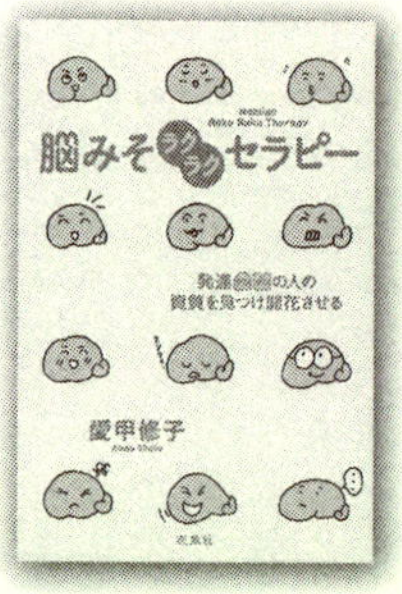

『脳みそラクラクセラピー』

最近は、「寝相」を見てその人の疲れの取り方がわかる、という専門家の方と出会い、『続々自閉っ子、こういう風にできてます！』の中でニキさんが「寝返りは自然にはできない。一度起きてやる」と知ったときの衝撃を思い出したりしました。寝相一つにも、その人が現れるのですね。

いいところを伸ばす、っていうのは療育の中でたびたび言及されますが、私はこの10年で、それだけじゃないなあ、と思うようになりました。「長所を伸ばす」ことも生きる力に使えますが、「短所を利用する」こともできると考えるようになりました。それは『発達障害は治りますか?』という本を作って「強みは弱みの裏にある」と教えていただき、そしてお二方をはじめとする方たちを見て、それを実感する機会に恵まれたからかもしれません。

決して悪口のつもりではないので、前章でも屈託なく言ってしまいましたが、藤家さんは「ケチでミーハー」で、それがゆえに立ち直ってきたと思います。そしてニキさんは「びびりんで理屈っぽくって面倒くさがりや」で、それがゆえに幸せになっていると思います。その話をしていきましょう。

というわけで屈託なく「発達障害は治るよね」って思っていると同時に「でも治るって障害じゃなくなるっていうことじゃないよね。自分の特性のまんま、饗宴である社会のどっかに参加できるっていうことだよね」って思っている私ですが、お二人にも「普通になりたい」とか「他の誰かになりたい」っていう時期があったんですよね。何しろニキさんの翻訳家としてのデビュー作は『ずっと普通になりたかった。』なんだし、藤家さんの作家としてのデビュー作は『他の誰かになりたかった』なんだし。

お二人とも、生まれ持った特性のせいで違和感を感じて、それをなんとかしようと生きてこられたのは確かですよね。

では、藤家さんどうでしょう。藤家さんは今、他の誰かになりたいですか？

「普通」「他の誰か」を目指さなくなったのはなぜ？

私は私がいいです。

じゃあそれは、他の誰かになりたかったときとは変化ですかね。

そうですね。一番の違いは、他の誰かにもその人なりの苦労なり人生なりがあると気づいたから、ああ自分でいいやと思うようになったのだと思います。

ニキさんはどうですか？

一種類の人生しか味見できないのは切ないなという思いはあります。なんかの道を選んでそれに邁進するのだって、他のこといっぱい捨てるわけでしょ。

そうです。

だから、小説も外国のが好きだし、古典を好むのも、疑似体験で埋め合わせてるんです。

またレベルの違う話にいってるような気がしますよ。

つながってますよー。もともと欲張りなんです。それでジタバタと苦しがっているときに「ああ、また別の人生を味見したがってるだけだな」と自覚して自分をなだめれば、変な選択をせずにすむ。

なるほどね。じゃあそういう欲求が強いんですね。
（心の声：私が外国文学や古典が好きなのと大分機序が違うようだなあ。私は、外国文学と自閉っ子自伝はどっちも異文化に対する興味で読みますけど。）

強いですよ。想像は実行よりはるかに身軽ですよね。だから勝手に先走ることも簡単だけど、身体や予算はついて来ない。遠くの街なんか歩いているときに、よそんちに勝手に入っていって中見るわけにいかないじゃないですか。

いかないですね。つかまりますね。

このうちの中は、一生見ることないんだなとか。

ないなあ、私はそういう欲求。

あと今日の晩ご飯一種類しか食べられないんだなとか。

そうね。他の人は他の晩ご飯食べるでしょうね。それも食べたいかもと思うのですか？

思う思う。だから食べきれないくらい買いすぎないようにしなきゃ。

私は食いしん坊ですけど、他の人の晩ご飯がうらやましかったら、別の日に実現すればいいやと思いますね。

　ところで、「今でも他の誰かになりたいですか」っていう質問に藤家さんが答えて、ニキさんに同じ質問したら全く違うフェーズで答えが出てきているけど、とにかく今一番の感想は「私自身はそういう欲求ないなあ」って言うことですね。

でも私、それで結構苦しむんですよ。

そうなの？

苦しみますよ。道楽専用想像力の過剰です。でも結果的には、単なる欲張りになってますよね。

たぶん欲張りだと思います。
じゃあなんで私にはそれがないのかが不思議です。私も結構欲張りな人間だという自覚はあるんだけどなあ。
藤家さんそういう欲求あります？　まあ、藤家さんは食にあまり興味がないから、他人の晩ご飯は気にならないかもしれないですね。

あまり人に興味がないので。

そういえばそうだ。ニキさんはそのへんどうですか？

外国の小説なんか読んでいたら、「サブレット」っていって、長期休暇中の部屋を又貸し、又借りする話が出てくるでしょ？　そういう状況にあこがれる。他人の家というものにものすごくワクワクするんです。自宅って「他人の家感」がないのが不満なんですよね。

好奇心が強いっていうこと？

そうですね。

だから私、びびりなので、あまり人に興味をもちません。

なるほど。でもニキさんもびびるとこびびるよね。

びびりますよ。だから雑誌のグラビアなんかで渇望を満たしとくのがいいんです。

実際にはあまり他人の生活に侵入しなくていいようにですか？

本当に行ったら疲れるじゃないですか。よそさまの職場を見学することもまあないけど、見学レポートを読むのは好き。駅や飛行場を利用すると、ああ、ここで人が働いているんだなあってしんみりするんだけど、予備知識がないと想像が何でもアリになって疲れるから、「飛行場の一日」なんての読んだ方が楽だと思う。動画とかよりも本の方が楽だなあ。

そういう風な好奇心がいっぱいあって、他の人の人生体験したくって、でも『自閉っ子、こういう風にできてます！』のときに、「もう一度自閉っ子に生まれたい」って言ったのは、今の生活を楽しみたいからなんですよね。あの言葉をとてもいいと思って帯に使ったんですけど、だからこそ療育とかしちゃいけないと誤解も呼んで、その誤解を『自閉っ子のための努力と手抜き入門』の中で解いてもらったんですけど。

細部を見てはまりこんだり、繰り返し見て楽しんだりという自閉感覚は気持ちいいからなくしたくないんです。よそのおうちの「よそのおうち感」も自閉っぽく細部見て楽しんでるわけだし。

こんなドアノブついてるとか？

よそんちのスイッチプレートやら水栓レバーやら、そういうものに反応してますね。だから他の人の人生であれ職場であれ住居であれ、「他の人感」を楽しむのに使う感覚は自閉感覚なので、それはなくしたら楽しくない。飛行場の絨毯って、どこの飛行場の、どんなに違う絨毯でも、なんとなく「飛行場らしさ」ってあるじゃない？ そういうのはなくしたくない。「もう一度自閉っ子に生まれたい」ってのは、「遊び足りない！」って貪欲さの表現かな。もう一度自閉っ子に生まれて今度は飛行場で働く人になったら、自閉人バージョンで働けるし。

でも一個の飛行場で働いたらよその行場見る機会は今より減るかもしれませんよ。

そうなんですよね。

お客として飛行場利用していた方が、たくさんの飛行場は見られるんじゃないでしょうか。

そうなんですよね。モノレールに乗ったらモノレールが見られないのと一緒。一応、知ってるから自分にそう言い聞かせて、ため息ついて原稿に戻るわけです。

なるほど。わかりました。

ところで、他の誰かになりたかった藤家さんはよその人の苦労を知ったからもう他の誰かになりたくなくなったということですね。

苦労だけじゃなくてその人にはその人の人生があるということを知ったわけです。巨人がいなくなって。そうすると私だけが苦労して飲み食いしているわけじゃないし、いやな体験をしているわけでもないし、その人それぞれに人生があるんだと知ったら、別の人にならなくても生きていけるんじゃないかと。

なんで?

たとえ別の人になっても苦労はするんだと思ったんですね。

そうですね。ていうか、当たり前ですね。

だから、実際に私は他の人物をこさえて解離性障害になったんですけど、他の人に実際なっちゃったら、その人生しか知らないわけだし。

他の誰かになったらなったで、その人の苦労を引き受けるわけだし。

だったら最初からわかっている自分の人生がいいです。だから今は他の誰かになりたいとは思わないです。

今ね、一生懸命自分ちのトイレの水洗レバーとか思い出そうとしているんですけど、思い出せないですね。

あはははは。

でもよそのうち行って違うやつが出てきたらうちと違うなってわかるし、たまにお店とかで自宅と着電の音が同じだったりすると、あ、うちとおんなじとか思います。

でも自分のはそらでは思い浮かべられないのね。

そう。その程度におおざっぱなので。

私はちゃんと思い浮かべられますよ。

そう。そしてその感覚が自分で好きなんだと思うんですねニキさんは。

でも今、相変わらず普通になりたいですか？

普通って種類が多いですよね。だから「どの普通？」って聞き返してしまうのが私らしいかな。私がなりたい「普通」は、「自分以外の誰かが主役の場で、悪目立ちせずに埋没していられること」。でもね、「普通」という言葉は人によってばらばらでしょ。標準的な仕事をこなす能力に恵まれた人たち同士でも、別々のクラスタ間で「あいつら変だ」とか言ってるじゃないですか。両方ともスペック的にはかなり普通なくせに、立場や文化の違いで「俺たちこそ普通」とか言い合っているのを見ると、うかつに答えられねーぞと思っちゃう。

「普通」という言葉ひとつとっても、ニキさんは言語的に深い思考をしますね。人とのやりとりが深いという意味じゃなくて、思考の深め方が言語オンリーだという意味で深いですね。しんどいのかな、と思うんですけど、でも一方でそれが治癒力になっているんですね。

無駄遣いって言われるけど

無駄遣いに見えるけど、本当は無駄遣いじゃないんだろうなとも思います。我々が三秒もかからずに本能的にわかるようなところを、膨大な本を読んでたどりついているんですよね。当たり前の結論に。その本を読むことによって、皆さんは近道できるんです。だから喜ばれるんでしょう。一方でこれほど思考を深めない人にとっては、身体から治していくってとても大事だと思っています。近道だと思っています。

親亀子亀孫亀

これは、つい最近花風社が「自閉っ子がラクに生きられる方法ないかな？」という関心の赴くままに本を出していく途上で著者になっていただいた森嶋勉さんの描いた図です。それをいつもの小暮画伯に書き直してもらいました。

親亀の部分が感覚。子亀が感情。そして孫

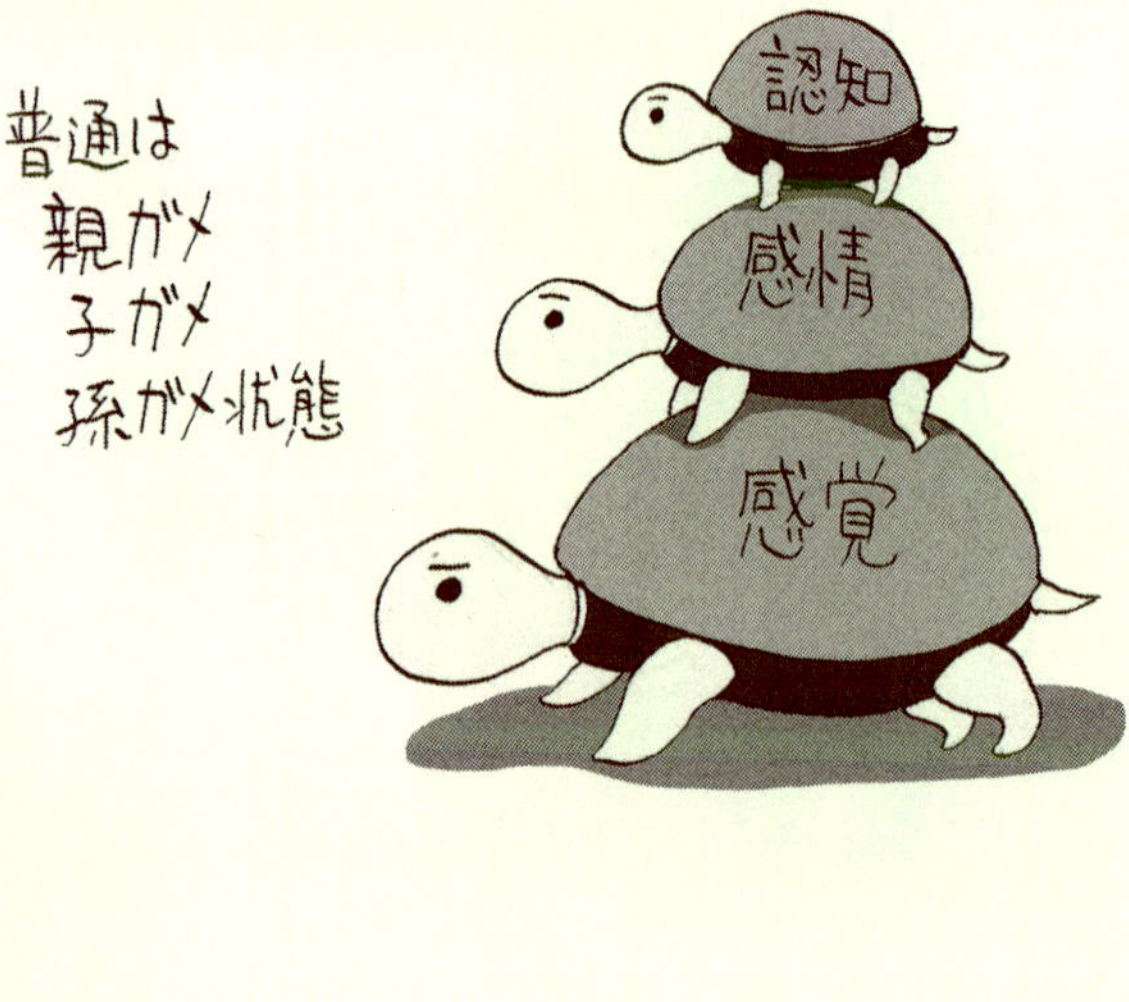
普通は
親ガメ
子ガメ
孫ガメ状態
認知
感情
感覚

亀が認知。一人の人が揺らいでいるときは、本当は親亀から育てるのが土台に働きかけられるから効果が維持できるし、近道のはずなんです。でも実際には、認知的なところにだけ働きかけて「効果がない」と嘆いているケースが結構多いんですよね。

　たとえ表面に出てくる問題、定型発達者目線で見える問題が認知のところにあっても、親亀から治さないと安定しないよっていうのが最近の花風社の追求している「発達援助」です。

　でもニキさんの場合は孫亀が優れすぎているんですよね。


　だから上の方ばかり大きくてコマみたいな形してるんです。そしてコマって回ってないと立てないんです。だから脳みそぐるぐるしてるんですつねに。

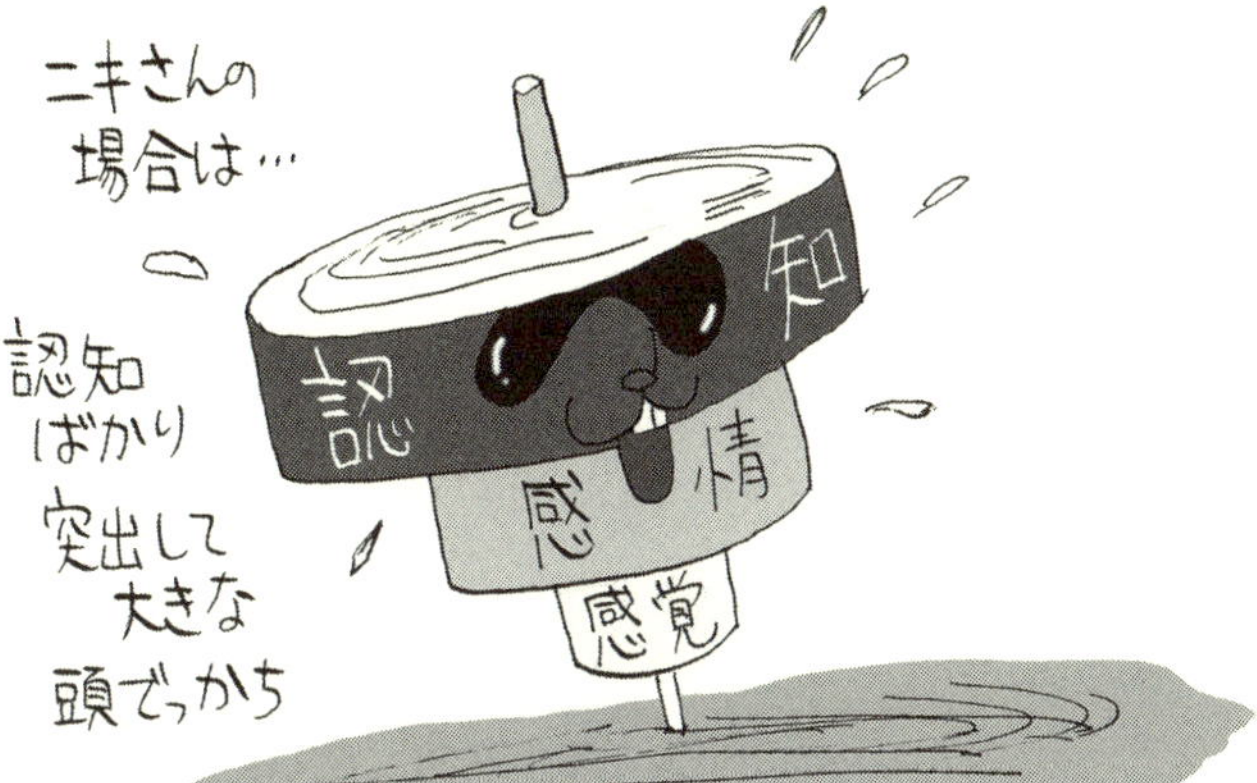
ニキさんの
場合は…
認知
ばかり
突出して
大きな
頭でっかち
知
認
情
感
感覚

でもそれは、相当言語能力豊かじゃなきゃできないし、それを近道するためにニキさんの本が役立つのはわかるけど、ほとんどの人の場合には土台から作り上げていったほうがいいと思うんです。そういう意味でも「アナログなアセスメント」を提唱しているんです。どこから積み上げていくのが「その人にとって」早いかは一人ずつ違いますからね。

10年前の理想

ところで10年前は、ニキさんが当事者で当事者の本を訳しているのが話題になっていたでしょ。でもニキさん自身は発達障害は商売にしたくないという思いが割合あったでしょ。

はいはい。

私は自分が他人から定義されるのがいやな人なので、障害を売り物にしたくないというニキさんの気持ちは尊重したつもりだし、メディアへの露出も強制しませんでした。それは良かった面もあると思います。もっとも、それでとんでもないことが起きたりもしましたが。

まあともかく、メディアに露出することは望まなかったけど、最初翻訳書を出した時からニキさんにオリジナル書いてほしいという声は読者から届いていたんですよ。それは実現したいなあ、とは思っていましたね。

でも私は、ご本人がその気になるまでほっておこうと思いました。そして書いてくれたのが『俺ルール！　自閉は急に止まれない』で、自閉症を楽しく面白く伝えるという一ジャンルを確立したと思います。でもその一方で、発達障害を商売にしたくないというのはずっと言っていましたね。

うん。あの、書く分にはともかくとして、訳す分には他のもちゃんと訳せなきゃいやなの。

「自閉だから仕事がもらえる」という状態ではいたくない、ということですね。それは職業人として長続きするための、正しい向上心だったと思います。そして今、発達障害クラスタではそんなに話題になってないけど、ポピュラーサイエンスとかのきちんとした本とかを訳していますよね。

歴史好きと、生物に強いのとで、農業史でいい本はないかなあと探すんですが、食品関連は食文化の違いが大きくて翻訳で通用しそうな本が少ないんです。食品や医療がら

みのデマを鎮める話も、テレビタレントや宗教家など、向こう限定の有名人への言及が多い本は苦しいし、大量に集めても、提案までもっていけるのはなかなか。

何がニキさんの資質かっていうと検索能力ですね。それは別にネットの検索能力じゃないですよ。我々仕事始めたころはこんなにネットで検索できない時代だったし。

都会の図書館へ、外国語の雑誌を見に行きましたね。

そして昔は、原書取り寄せるのにも今よりずっとお金も時間もかかりましたね。送料何千円払っていましたからね。それを取り寄せてレジュメ書いて出版社に持ち込んでそれを訳すのにまた原書の参考文献にあたってとか。

当時は旅行ガイドも貴重でね。今はネットですむけど、逆に間違っていたときにばれるのも簡単になって。こないだの『アノスミア』って本は事故で嗅覚を失った人の話なんですが、レストランもカフェも実在のものが出てくるので、アレンジ紅茶のメニューも調べました。外見も内装も、知っている人はいますからねえ。

本当に今、情報が手に入るようになった分、翻訳者が大変になった面はありますね。

でも最近のニキさん見ていると、たしかに講演とかはどうしても発達障害関係多いけど、そしてうちの既刊もちょろちょろ売れているので発達障害クラスタでも相変わらず存在感はありますが、リアルタイムで訳している本はニキさんくらい調べるのが好きで上手じゃなきゃやれないようなポピュラーサイエンスの本とかが多いですね。

一方で趣味の世界も確立してきているじゃないですか。

だからね、今のニキさんは、10年前にやりたいな、と言っていた生活をしているような気がするんです、今のニキさんを見ていると。

うん。ま、意欲の方も上がってくるんで不満は一定だけど、それはそれで健全だし。

その通りになったな、って思っているんです。

当時の設計レベルでいうと、あとは収入だけだ！ 17～8年前はまだ翻訳書が売れた時代だから、そのつもりで設計しちゃって。当時は心理学系の本が売れていたでしょう、だから発達障害から入ってみたというのもあるんです。

今は心理学系の翻訳書とか、売れないですよね。でもまあ、30過ぎまで社会人デビューしなかったニキさんですが、その世の中に出ていない時期でも、じゃあどういう本なら売れるかとか、出版社にはどうアプローチすれば相手してもらえそうかとか、実はすごく戦略は練っていたんですよね。
　そうやって出版界にアプローチして、最初発達障害の分野でブレイクして、翻訳うまい人だということも知れ渡って、そして今は堅い出版社からポピュラーサイエンスの本を出す。そして一方で主婦でもあり、趣味の世界も広がりましたね。どうして趣味の世界が広がったんだろう。やはり時間的に余裕ができたのかな？

異文化に触れるフィクションが好きなんだけど、翻訳書を読むと訳文を自分と比べちゃうんですね。下手だといら立つ、上手いと勉強しちゃって休息にならない。原書で読むと、自分が訳せないのが悔しい。最初から日本人作家のを読むと、日本語がうつるから休暇のときにまとめて読むだけで、ふだんの休憩時間には無理。

我々よりよくうつるんですよね

自分の文体に絶対うつらないもの、ってなると、謡とか、清元とか、落語とか、安全でしょ。耳から聴くことで目も休まるし。

そして今伝統芸能系の趣味をおもちですが、そこにたどりつくにはそんな深い思考があったんですか?

や、仕事始めたときに中断しただけで、若いころから好きでしたよ。学生のときはお金はなくても時間はあったから、タウン誌の懸賞欄とかチェックできた。でね、能狂言のチケットは結構当たりやすかったから、片っ端からハガキ出して無料で観ました。それとね、落語や浪曲のレコードはクラシック同様、図書館で借りられた。文楽と講談は安いから自腹で行けましたが。でも仕事始めたとき、観客活動は足洗ったつもりでいたんです。こういう仕事ってデビュー直後だけ特殊な忙しさがあるそうですが、あれをずっと続くと思ってたんですね。

違うよ、って教えてあげたんですよね。というより、スタートダッシュかけた方が後につながるっていうことかな。

知らなかったからへーって思って、

最初はスタートダッシュかけないといけないだけだよ、って教えてあげたんですよね。それは私が色々な人を見てきたから知ってたんですけど。

そして10年経ってみると、好きな本訳してるし、趣味に時間も当てられるし、お友だち関係もそっちでできているし、素晴らしいなと思います。

まあ人間らしい生活しています。

かなえていない夢との折り合い

ちゅん平さんもよく「人間化した」って言っていますけど、ニキさんもすごい幸せになったなあと思います。昔言っていたとおりの。

でも昔考えていた幸せの、とんちんかんな部分が色々実現していないんですよ。

たとえば？

あのね。紺色のタイル貼りのビルを持って、一部人に貸して、屋上でアヒルを飼うとか。

なんでそんな夢を持っていたんですか？　まあそれがとんちんかんだとわかるようになっただけすごいかも。

わかったからって、せつないもんはせつないの！

わははは

アヒル実現してないじゃん、て。本質的なところで幸せが実現しても、とんちんかんな部分で実現していないから、やはり、その喪失感はかなりありまして。

そうなのか。

それをなだめるのに相当エネルギー割いています。

アヒルはだめだった、アヒルはだめだった、って？

そう。そこで結構七転八倒するんで、時間もったいないと思って。

もったいないね。

時間も体力もかなり使うし、「紺色のタイルの中古ビル～」とか言ってぼろぼろ泣いたりするわけですよ。

あんまり見たことないけど、そういうビル。

一応ルーツはあってですね、怖くなかった目医者さんがそういうビルに入ってたんです、テナントとして。

他に怖い目医者さんあったんですか？

そんなくらべられるほど目医者にかかってないし。扱いがうまかったか、単に腕が良かったか、器具がかっこよかったか。

なるほど。

まあとにかく快適な時間をすごせた目医者さんが、そういうビルの三階にテナントとして入ってたんです。エレベーターがレトロフューチャーでね、共同の給湯室に信用金庫のタオルがかかってた。だから、ビルの大家になったらあのタオルを給湯室にぶら下げるっていうのも夢の一つだったのに、その信用金庫、もう破綻しちゃったんですよ！

そうなんだ。

もう、こうなったら私のせいじゃないことは明らかでしょ。どんなに頑張って紺色のタイルの中古ビルを買っても、その信用金庫のタオルは絶対にぶらさげられないんだし。

そうですね。もしかしたらオークションで十万円くらいでよれよれのやつが手に入るかもしれないけど。

翻訳をやめて恋愛小説か何か書いて有名になったら、有名な一般誌にエッセイ連載して、「思い出の品譲ってください」なんて書けるかもしれないけど、恋愛小説書けそうにないし、翻訳と両立できそうにない。

そうやって合っている仕事を捨てるのはもったいないので、やはり紺色のビルと信用金庫のタオルとアヒルはあきらめて、翻訳家を続けた方がいいんじゃないですか。

まあそうなんですけどね。視覚的に入るもんですから、幸せだった瞬間の些末な視覚的情報というものに対する喪失感というのが強いわけです。

ははあ。それが幸せ観、不幸せ観の仕組みの違いだな。私たちの幸せ観、不幸せ観はそこまで、視覚的に構成されていないので。

アヒルはね、「名曲アルバム」とかで白鳥の泳いでいるドイツの湖とか映るでしょ。で、動物園で子ども心に白鳥はでかいなと思ったんですね。アヒルなら便器みたいだし顔も間抜けだけど、屋上に池造れば飼えるかな、と。

ていうか便器がアヒルのまねしているだけだと思いますよ。まあ白鳥は渡り鳥ですから飛んでいっちゃいますよね。

野生動物だし勝手に飼っちゃいけないらしい、って子どものときに一生懸命調べてですね、じゃあアヒルにしとこうって、そこですでに妥協してるから「そのアヒルさえ?」ってなるんですね。実は、追っかけやってると留守が多いので動物はなかなか飼えないんですよ。それは承知してるのに、信用金庫のタオル同様、ビジュアル的に焼き付いてるんですね、以前、不動産を選ぶときに失敗しがちな話もしましたが、窓枠に惑わされたりするんです。

この窓枠じゃなきゃいや、とか?

物件情報を絞りこまないうちに写真つきで見ちゃうと、とても払えない大邸宅のビジュアルが焼きついて、窓枠やドアノブがそれと似てるからって駅から遠い部屋を選びたくなったりするんですね。窓枠は写真に写るけど、駅からの距離や家賃は字で書くだけで、写真にならない。写真の方がばーんと入って焼きついちゃうから、先に駅からの距離や家賃が条件に合う物件だけを絞り、写真はそれしか見ないようにしないと。せっかくいい部屋をちゃんと選べてるのに「窓枠があれじゃないあれじゃない」とずっと不満だともったいない。

それは記憶が視覚優位であるという記憶の問題と、プライオリティの問題ですね。
ニキさんの生活は今、大枠ではニキさんしかやれないような本を翻訳家として受注できて、何社かの出版社の信頼を得て、夢見たほどの金額ではないかもしれないけど、遊ぶ金ほしさにしている仕事で遊ぶ金を得て、趣味の追っかけもして、そこでお友だちもできて社会性も生えていって、思ってたほど儲かっていないことを除けば昔夢見ていたような理想的な生活が一応実現しているわけですね。その部分はたぶん、家賃とか駅からの距離とかですね。

そうそう、大枠の部分は抽象的なんですよ。それに比べて、ドアノブやタオルは些末なくせに強烈で、だから時々もだえるんですね、画像の強烈さに。ですから自分をなだめるのには、「うまくいってるからいいじゃない」と言い聞かせるよりも、その信用金庫のタオルと配色や字体の似たガス屋のタオルをゲットする方が効く。

なるほどね。ニキさんは、そうやって自分をなだめているんですか？

（心の声：愛甲さんが「認知行動療法が効く人と効かない人がいる」って言ってたのはそういうことも関係あるのかな。それを知らないととんちんかんな支援をしそうですね。）

そうです。でもなかなか見つからないんですよ。

そうだろうねえ。

あっても最初からおんぼろじゃないだろうしね。

そうやって似たようなもので自分を納得させるんですか？　じゃあたとえば紺のタイルのビルに関してはどういう風に自分を納得させているんですか？

全部が紺である必要はないけど、趣味としてビルを眺めて歩くとか。こういう窓枠はいつごろに多かったとか、人のウンチクを聞き、写真集を買う。

そうやって調べたりすることでなんとか渇望感を満たすんですか？

違うのをたくさん見て、傾向を掴んだり分類したりすると、ワンオブゼムになって、突出しなくなりますから。それに、名前がつくと名前で呼べて楽だし、同じ様式の別のビルを見てもほのぼのできるようになります。そのビルはもうないからそのものを買うことは無理だし、目医者さんも40年前にお爺さんでしたから。こんなのは幸せな記憶のストックのはずなんですが、幸せのストックだからといって必ず幸せな形で出るとはかぎらないから、生活に実害なく楽しめるよう、上手につき合いませんとね。

不自由な脳みそだね本当に。

ただ、老化したときどうなるか心配ではあります。今は、そのビルはもうないとか、自分は別の街に住んでるとか知的に理解できるけど、認知症になったら探しに行くかも。

ものすごい知的に理解して、精神の安定を得てますよね。

なかなか安定しませんけどね。

そうなんですか。

ふだんはあまり表には出しませんけど、いろいろ無駄しているなあとは思いますね

でもそれはみんな発展途上ですよね。

あ、それはみんなと同じだと思います。ただ、そのネタが珍しいだけで。たとえば、こういう贅沢な暮らししてみたかったなあ、とは思う人多いでしょ。

それはそうだけど、あまりにかけ離れた大富豪の暮らしとか、やがて夢見なくなるものだと思いますよ。

まあ、誰しも破れた夢っていうのは持っていて、それと折り合いをつけながら暮らしているけど、そのポイントが変なんですね。

視覚のせいでエッセンスじゃない部分に引っ張られるので、対策も一般向けのアドバイスが使えないんですね。

自転車買うときにも、似たようなことをやりました。先に機能の一覧表を見て、これがいいなと思うモデルを絞ったところまでは偉かった。ここでカタログを見たらピンクとグリーンがあって、ピンクがほしくなった。ところが、その年のモデルは完売で、旧年モデルの白が半額近くにまで下がってる。来期のを予約して待てばピンクが買えるけど、自転車はすぐ必要だし、白を買うことに成功しました。自分を説き伏せて。ねじ伏せて。

素晴らしい。

素晴らしいでしょ。で、愛用して数年経つんですけど、時々泣くんです。ピンクじゃないと。

そういう記憶の仕組みのせいで不幸になったりするのね。

器用だったら塗り替えたりシート貼ったりできるだろうけど、器用じゃないから、自分でやったら絶対、仕上がりが気に入らない。お金さえあれば業者に頼む手もあるんだろうけど、でもね、乗ってるときは色なんて見えないんですよ。

そのとおりだと思います。

だから、塗り替えにお金を使い、業者探しや交渉に疲れても、わかるのは駐輪場の出し入れのときだけ。乗ってる時間の方がよほど長い。元がとれないだろう、と一生懸命自分をねじ伏せてる。

疲れると思うわー。精神的な安定を得るのにこれだけ自分をねじ伏せなければいけないとは。

大金持ちだったら、ためらわず業者探す段階から人に頼めるんだろうな。大金持ちって、表面的な知り合いであれ、人が寄ってくるから、コネの力でなんとかできそうな気がする。お金の有効な使い方を考えなきゃいけない立場だとできないことも、大金持ちになったら気楽に頼めそう。いろいろ試算せずにすんで、頭がラクなんじゃないかと思うんですけどね。

よくニキさん、少しのお金で脳みそラクになるっていうよね。でも大金持ちだったらとりあえず白い自転車買って、その次の年のモデルが出たらすぐにピンク買うと思う。

ああそうなのか。

とりあえず半年だけ白いのに乗ると思う。

でもそうしたらピンクモデルが出たときに覚えとかなきゃいけないでしょ。大金持ちもやっぱり頭しんどいね。

そうですね。

だからきっと、ピンクの自転車のこと忘れてたらもうピンクじゃなくていいんですよ。白で満足してたら白でいいんですよ。どれだけピンクの自転車がほしかった時期があっても。

たぶん定型発達やそれに近い人の頭は、「白安い」「ああよかった白安かった」で終わるんだと思うのね。そしてどうしてもピンクほしかったら次の年にピンク買ったり、ピンクの塗料塗るかもしれない。

私だったらピンク買い直しても、「あのとき白かった」というのがだいぶ長いこと傷として残っちゃいそうな気がするなあ。

疲れるわ。

私ね、高校受験のときに滑り止めを含めて全部受かったことがあるんですね。でも、学籍って一つに限定されてて全部は入れないでしょ。それで、残りの学校に入らなかったことに、なんか喪失感とか罪悪感があるの。今も持ってますよ。

もうすぐ50でしょあなた。

そうよ。そこはなんていうか、無駄に記憶がいい。たださ、どこの学校だったかは覚えていない。そこは人並みに年寄りですね。

普通逆だと思いますよ。どこの学校だったかは覚えているけど、別にそこに喪失感や罪悪感は感じないと思う。

たぶん、よく状況を理解しないままに、次ここ受けるんだよと言われて「はーい」と行ったんでしょうね。なのに、行かなかったのは意志が弱いみたいな、不義理をしたみたいな気がしてる。おそらく、まだ志望校という概念を理解していなかったんでしょう。

それでは滑り止めなんてなおさらわかりませんよね。

なるほど。

そしてその罪悪感をまだ引きずっているんだけど、そして行かなかった学校に謝りたいんだけど、どこか覚えていないんですよね。

じゃあ謝れないね。

あっ、でも、行った学校は覚えてるよ！

そうでしょうね。

ふだんの適応と別の部分で、やっぱり受験の話とか聞くとしおしおしますね。とくに、読むだけで参加はしなくても、ＳＮＳやってると、シーズンにはよそのお子さんの合格の話とか多いし、ちょっと調子崩しがち。ふだんは忘れてても、ああ、傷になってたんだなあとわかります。

よそのお子さんの合格を聞くと私は、シンプルにうれしいんですけどね。そこにトラウマはないので。

「どうしても治らない部分」にどう対応するか

ちゅん平さんはどうでしょうか。ニキさんの話を聞いていると、やはり記憶のかたちが違うので、幸せに見えるけどその幸せにたどりつくのに自分を説き伏せなければいけないという手間がかかっているようです。そして今も記憶が視覚的で強烈でとんちんかんなゆえにものすごい苦労しているところがあります。

じゃあちゅん平さんがどのように幸せを形作ってきたか、おさらいしましょう。まず、土台の、親亀の、身体を丈夫にするよう努力したのが実ったのが大きかったですね。

そうですね。

本に書いてあるとおり、とても弱い方だったけど、一時は死ぬかと思ったけど、とにかく最低限、二次障害が治りかけで障害者職業センターに行って、就労支援を受けて、三日、五日と通える日を伸ばしていきましたね。そして、作業所でばりばりと仕事をするようになっていって、そうすると作業所がぬるま湯であることに気がつく余裕もできて、そして最後は支援者のおしりをひっぱたいて実習にこぎつけて。そして就職面接というものに初めて受かって。それが二〇一一年三月です。

　ところがとても合っている職場を見つけたにもかかわらず、事情があってアパートを引き払って家に帰らなきゃいけなくなって、ご実家に帰ったんですよね。もったいないな～と思っていましたが、ゼロだった販売経験が一応できたわけですから、それからは受かり癖がついたみたい。販売がキャリアになっていったんですよね。ただ、どうしても治らない部分はありましたね。

私は指示を与えられないと動けない部分があります。でも二番目に勤めたセレクトショップは自分でやることを見つけなければいけない職場でした。

自分で棚造ったりしなければいけないお店だったんですね。

品物が入ってきて検品をして、あとは一人で店番するんです。ディスプレイから自分でやることを期待される職場でした。だから、それができないと気づいたときには真っ暗でした。店長から注意をされたんです。検品はやってるけどディスプレイをなぜやらないの？　って。
チェックをしておけばいいとしかわからなかったんですね。でもディスプレイをしなけ

ればいけないんです。見栄え良く。そこには全然マニュアルはないんです。自分のイマジネーションで、工夫して、売れるようにディスプレイしなきゃいけないんです。
それができないとわかったとき、やばい！　と思いました。結局そこでは試用期間の三ヶ月働いたんですけど、更新はできないと言われました。

以前は藤家さん、過敏性のかたまりでしたよね。今でも決して大食漢ではないけれど、でも色々なもの食べられるようになったでしょ。疲れてチューハイ飲んだり、いっちょまえのストレス解消もするようになったし、会食も楽しんでいる。そういう意味では治ったと言えますが、でもどうしても治らない部分はありましたね。人の顔が覚えられないんですよね。

はい。小さなお店だったので固定客《おとくいさん》を作って売り込んでいくやり方だったんです。でもどうしても顔が覚えられないんです。服で覚えていても違う服着てくるし。致命的でした。最初は頑張りますと言っていたけど、そこは克服できませんでした。毎回毎回新しい人が来るように見えます。そして自分の中で「障害があるから」と言ってしまう部分があって。店長に最後に「やはり障害のせいにしている」と言われました。どうしても治らない部分があるのを実感しました。

そこで賢いと思ったのは次の戦略です。

顔を覚えられないけど、だったら量販店ならいいだろうと思いました。

なるほど。実はね、あのときの立ち直りの早さが印象に残っているんです。なんか、定型発達の人より自閉っ子ってへこまない面があると思うんですよ。定型発達者って、実はそこで色々考えすぎるんですよ。「店長は雇い止めの理由をこう説明しているけど、本当はもっと他にあったんじゃないか」とか。だけどちゅん平さんは「顔が覚えられないから雇い止めにあった。ならば顔を覚えなくてもいいところに行こう」って話が早いじゃないですか。それは自閉の特性がいい方に出たと思うんですよ。

しかも、「自分でどの商品に力を入れるか考えてディスプレイして」って言われてもできないけど、逆に「これ売れ」っていうと売れるんですよね。

自分のセンスでどうとかじゃなくて、仕入れの都合でこれ売れとなると売れるわけですね。

そうそうそう。そういうものを売れっていうと成績優秀だっていうことがわかったんですよ、ちゅん平さんは。

売り上げも上々で、ごほうびに金券もらったりしてます。

棚を自分で展開してどの商品に力を入れようと企画するとか、顧客の顔を覚えたりはできなかったけど、そこは障害のどうしても治らない部分だったけど、これ売れ、って指令が来るとそれはちゃんと売れる。

そうですね。

量販店だとお客を差別しないことっていうのが一つの大事なポイントですよね。

そうですね。

よそものの人が、店員と常連がきゃあきゃあしてないという安心感で気兼ねなく行ける場所ですよね。

これ何個売ってほしい、って言われるとそれに集中です。しかもレジ打つだけじゃなくて、おすすめ品も紹介し試飲も紹介して薬品のレジに指示を振ってというのを同時にやっているので。

あたしできない。

進歩したなって思います。

どうしても治らない部分はあるし、治さなくてもいいよね。
だって10年前の本では、ダルビッシュと常盤貴子と田中麗奈が区別つかないとか言っているんだから、お客の顔を見分けるのって結構難易度高いでしょ。

そもそも私は、そういう名前全部知りません。そこからもう、話についていけません。そういうのに関心持っているだけまともかなと思う。

いや、この方ミーハーなんですよ。

そうなんです。

治って気がついたんだけどどこの人すごくミーハー。

大好きです、芸能人の話。

テレビっ子だし。

そういうのを見て私は、「普通」が色々できてるって思ってしまうわけ。

ああ、なるほど。ニキさんは関心ないからね。

量も多くて大変そうだし。

量?

テレビのタレントさん。数多いでしょ。

でも私も実はあまり知らないですよ。10年前の方がまだ知ってたけど。その後、すっかり関心がなくなりました。でも藤家さんは色々な韓流スターまで知ってるんです。

知ってますよ。

ＤＶＤとか買ってるし。

趣味なので。ニキさんの趣味と同じで。

男の人だけじゃなくて女優さんも好きでしょ。

はい。リブ・タイラーがすごく好きで、たぶん画像一万枚くらい持ってます。集めるときにすごく幸せな汁が出るんです。

今見てると、10年遅れて青春っていう感じですよね。

そうそうそういう感じです。

頑張って働いてそのお金で友だちと遊んだり休みのときにレンタルショップでなんか借りてきたり。二十代の子が楽しむような楽しみ方を今楽しんでいるという感じですよね。

フラッシュバックへの対応

ニキさんはニキさんじゃなきゃできないような翻訳を受注して一方で伝統芸能系の趣味を持っているし、藤家さんはドラッグストアで働いてきゃぴきゃぴした趣味を楽しんでいる。そして地元だから、昔の同級生とかも買い物にきたりするんですよね。子ども連れてたりして。

そうです。

それが難易度高いと思う。昔の知人が来るような職場で働くのが。

学校時代とか、いやな思い出が地元にはあったでしょう？　どう乗り切っているんですか？　フラッシュバックとか起こさないんですか？

地元で働けるのって、過去は過去ってきっちりわかったからだと思います。たしかに以前は、私の中では、地元って忌み嫌うものでした。

私と知り合った頃は、そうでしたよね。今は変わったのですか？

今も、地元にすごく愛があるわけではないですが、受け入れてもらっている感がすごくあります。私にとっては、地元が社会だから。

なるほど。

地元には、私が自閉っ子だって知っている人もいるし。そうでない人もいます。でも、自閉だろうと何だろうと、私は私なんです。自分がしっかりしていれば、人の言うことは気にならないし——少しはなりますが（笑）——何かが変わるわけでもありません。それがしっかりと、実感としてわかっているから、地元であっても躊躇することなく働けているのだと思います。

自分感がしっかりしてきたから、大丈夫になってきたんだね。

地元で働いていると、確かに嫌なこともあります。

同級生が来たり、高校の時の先生が来たり、近所のおばちゃんたちが来たり。そのせいで、働き始めた当初は、フラッシュバックになっていました。この仕事、もう辞めようと真剣に悩みました。

でも、自分に向いている仕事をやっと見つけたのに、過去の心の傷が原因でそれを手放すなんて、もったいないと思ったんです。


そこでもケチが活きてる！


だけど、普通、そう思っても、私たちのような記憶の特殊性を持っていると、なかなか続けることはできませんよね。

私は、同級生の女子に関しては、支援施設のカウンセラーさんのおかげで乗り越えました。まぁ、実際のところ、私をいじめていた女子も、うちの店に買い物に来ます。あまりいい気持ちはしませんよ。向こうが私のことをどういう風に覚えているかは、私にはわかりません。

でも、それでいいんです。それだからいいんです。

相手がどう思っていたって、今の私は、接客で表彰されるまでになった私です。自信をもって、その方たちに接するようにしています。


お客と店員の関係、って割り切ればいいんだものね！

高校の先生方は、私のことを覚えていて、よく声をかけてくださいます。きっと、記憶にあるのは、ひどく病弱だった私だと思います。

だけど、定型の人って、記憶力そんなによくないから、病弱だった私の記憶もおぼろげで、担架で何回運ばれたとか、救急車で搬送されたこととか、そこまで忠実に覚えてはいないと思うんです。

だから、こっちから、「こんなに元気になりました！」って言葉をかけるようにしています。

そうしたら、「おう。頑張って働けよ！」という会話になって、そこで終わりです。何も怖いことはありません。

近所のおばちゃんたちは、なんだか知りませんが、ファン客になってくれています。

絶対私のレジにしか並ばないとか、私がすすめるんだったら、それ買おうかとか、好意的に接してくれます。

「あんなに弱かった寛子ちゃんが……」って思ってくれているのかもよ。若者が頑張ってるのを、おばちゃんたちって結構好きなのよ。

そういうのを、記憶に上書きします。そうすると、「今」がはっきりしてきます。

昔の私は地元を嫌悪していたけど、実は、そんなに地元について詳しくなかった。

ただ、プライバシーがあんまり重視されないとか、下世話な人が多いとか、悪い一面しか見ていなかった気がするんです。

今も、そういう悪い一面は変わらずに残っています。だけど、いい一面もあるんです。そっちの方を記憶にどんどん上書きしていって、過去のいやな記憶を帳消しにします。

私ももう34歳。同級生は同じ年になっているし、先生方は、私が老けた年と同じだけ、おじさん・おばさんになっています。

私はいつも、フラッシュバックを起こす時、16~17歳に戻っていた気がします。だけど、そういうのは、脳の中で起こっているだけ。思い切って目を開けたら、ちゃんと34歳の景色が広がっている。

生きているのは、「今」なんだと気づけば、たとえ地元であっても、怖いものはないと分かるんです。だから、今も働き続けることができています。


時間軸も前よりはっきりととらえられるようになってきたのね。だから、フラッシュバックとかが少なくなってきているんだ。すごいなあ、健康になるって。すごいなあ、社会的な経験値を積むって。本当にそう思います。

そこで働いてお金もらっておすすめドリンク売って帰ったらＤＶＤとかで楽しむ、みたいな。お二人は生活が全然違うんですけど、私から見ると本当に二人とも幸せに見えます。

小さな「普通」発見の日々

私から見るとかっこいいんです。藤家さんみたいなのがかっこよく見える。

どっちもかっこいいですよ。

そうなんだけど、私の憧れた普通ってこういうやつ。

でも普通じゃないよね。

そうなのか。

私、海外ドラマとかそういうものからなりたい自分像をすごく考えていたんですよ。そしてそれに向かって頑張ろうと思ったんです。最初24歳で本を出しているので、10年後くらいにこうなりたい、これが私の持っている普通像だ、というのがあって。

どんなの？

どこにでもいる等身大の女の子です。

近づきつつあるかもね。まだ感覚過敏もあるし、ときどき変なこと言うけど。

え、言います？

言いますよ。お相撲中継見ていて、贔屓力士が出てくると、他の力士の時よりどきどきするのはなぜかわかった。贔屓だからだ！　とか。今頃気づいたのかよ、と思いますよ。

遅いぞと思いました？

遅いですね。でもそれを今発見しているのでしょうね。

今は、小さな発見をたくさんしているんです。

それをぽろっと言ってくれるので「ああまだそこですか」みたいな。

そして年齢的に早かったり遅かったりはあっても、いずれにせよ自動的には通らないんですよね。

そうそうそうそう。そういうことなんでしょうね。

欠点の中にも「幸せになる力」は潜んでいる

二人がそれぞれ、違うやり方で幸せになるのを10年見ていてわかったのは、みんなそれぞれ「幸せになる力」を持っているんだなあということです。そしてその力には、一見短所とか欠点に見えることも含まれているんだなあ、ということです。

神田橋先生の本を作り、先生の著作を熱心に読むようになってから、「どのように病んでいくかでその人がどう治っていくかわかる」みたいなことを知りました。そしてお二方の10年って、まさにそういう年月でした。

藤家さんは十代の頃からひどい二次障害に苦しみ、解離性障害もありましたね。つまり、生きて行くために「他の誰か」を作るという病を背負ったわけです。

それはたしかに病んだ部分だったけど、立ち直るときもまた、「なりたい自分」を作ることによって健康を取り戻していったじゃないですか。

そしてニキさんは親亀の部分がかなりあいまいなんだけど、コマなんだけど、ものすごい頭でっかちに、言語で自分を羽交い締めにしつつ、不幸せをねじ伏せていますね。ぐるぐる脳みそ、スルーできない脳は、ニキさんのつらい部分でもあるんだろうけど、立ち直っていくのも言語の力、脳みそぐるぐる力ですよね。

だから、暴走する画像に勝つためには言語で押さえなければしょうがないんです。

ああ、そういうことね。画像対言語能力の戦いなのね。

画像で塗り替えようとしても負けますし。

先着一名様だからね。

画像に対しては受け身だから、自前の画像を作る方は弱いんですよ。太刀打ちできないなら、言語でなんとかするしか。

本当に、お二方ともそれぞれのやり方で、自分の持って生まれた特性と社会との折り合いをつけていっていますね。そしてその結果、幸せを自分で作っていっているんだなと思います。

もっとも、それは定型の方も同じだと思います。その人の強みというのはそれぞれのはずです。その人がどうやって健康に幸せになるかというのはそれぞれのやり方だろうと思います。

そのためにはやはりね、いいところを伸ばすのは当たり前だけど、いわゆる「悪いところ」も財産として利用してほしいなあと思います。

他人のハウツーがそのまま使えないという意味で、バリエーションの振れ幅が、自閉っ子の場合にはやや定型発達者よりさらに大きいのでしょう。「普通」を目指すことは、誰にとってても苦しいことだと思うんですが、自閉っ子の場合、よけいに苦しいわけですね。認知とか記憶とか、そういうところの特性が「普通」と違う分。またなぜか、「普通」に憧れる度合いも、自閉の人の方が高いような気がしたりします。

ニキさんはまだ普通になりたいと思っているけど、でもそれはとんちんかんであるということにも気づいているところが強いですね。

「普通」は出力でできればいいんです。「他人が主役のときに、悪目立ちしない」ってのさえできれば、内心で何を思っても勝手。

あ、そうそう。それ鋭い！　そして大事！

ビルもアヒルも、普通ではないけどね。白鳥がいるような池は大金持ちの象徴で、ビル持ちもそれなりにお金持ち。ただ、紺のタイル限定だったり、ぶらさげるタオルが決まっていたりすると、実現しにくくなって損でしょ。

それって不幸だよね。

でしょ。

でもそういう思いを抱えていて、ニキさんみたいに流ちょうに説明できない自閉症の人いっぱいいいるんだろうね本当は。

うん。「こんなはずではない」、って。「こんなはず」の「こんな」の部分が窓枠だったり古タオルだったりしないともかぎらない。

それは周りが気にとめてあげなければいけない部分ですね。

そしてそういう記憶や認知の特性を見て思うのは、二人ともやはり10年経ってもばりばりの自閉症ですよね。

私は自閉症の人により法的被害にあって、そのときに支援ギョーカイの無力ぶりを目の当たりにしたという体験をして、そのあと「発達障害の治療」とか言うようになったから自閉症者が迷惑だから治せと主張していると思われることもあるけれども、それって正確じゃないのよね。

もったいないじゃないですか。障害があることをかわいそうがってばかりいて、本人に世の中の仕組みを教えてあげないで、その結果本人が持っている力を引き出そうとしない。実にもったいない。

ニキさんもまあ、この事件に関しては被害者だけど、私たちに被害を与えた彼ね、ある意味努力家ですよ。10年間誹謗中傷を続けるなんて、大変な努力家です。

でもその努力が自分を幸せにするための努力ではなく他人を不幸にするための努力だったでしょ。そして、他人って自分の力で不幸にできないんですよ。

自分を幸せにする努力は必ずしも実るとは限らないかもしれない。私は実ると思っているけど、意見が同じでない人もいる。そして実るとしても時間差があるかもしれない。でも絶対確実に言えるのは、他人を不幸にする努力はまず実らないです。そのへんのとんちんかんな努力を二人はしませんね。

 自分を幸せにするほうが実りやすいというのは、自分の幸せのツボは割とわかりやすいからじゃないですか。

それがニキさんが上手なところです。

他人の幸せのツボはよくわからなかったり、想像しても外れたりする。だからみんな、プレゼントや接待を悩むんですよね。定型発達の人どうしでも、実は、きかなきゃわからない部分があるみたい。接待したけど喜んでもらえなかった、プレゼントしたけど喜んでもらえなかった、みたいなことは、世間一般でも結構起きている。それ考えたら、私が人の気持ちわからないのも、普通の人よりちょっとひどいだけで、特別なことじゃない。

そうね。それとやっぱり思考と記憶のモジュールが違うので、自閉っ子の場合にはさらに難易度高いですね。

だから、他の人の幸せツボプロファイルを作るのに、自分を参考にせずに作らないといけないんですよ。これには損な点と得な点がある。一から考えなきゃいけないのは労力かかるけど、自分を参考にしすぎて引きずられる心配がないのは得。あきらめてるから。

社会全体を見るときにこうだろうという想像が当たらないという揺れ幅が大きいんでしょうね。その振れ幅をニキさんは、自覚しているのよね。そしてその自覚は、社会を恨まないために必要かもしれません。

私はニキさんの本を、「これを読めば自閉っ子の不思議な振る舞いを悪意に取らずにすむなあ。だから読んでほしいなあ」という思いで出してきました。定型発達者が自閉っ子の振る舞いを悪意に取らないためには、一手間必要なんです。それと同じで、自閉っ子も定型発達者の社会にそれほど悪意がないと知るには、自分の思考や認知を相対化する一手間が必要なのかもしれません。

努力の方向を間違えない

とにかく10年でわかったのは、自閉症でも幸せになれるっていうことです。お二人は――私がそうであるように――まだ発展途上だし、未発達の部分はそれぞれ抱えているし課題も抱えているし果たしていない夢もあると思います。だけどとにかく努力の方向が間違っていないんですよ。

そしてその努力の方向って人によって違うでしょ。他の誰かを想定した藤家さん、ずっと普通を想定したニキさん、それぞれ自分とつきあいながら、自分の病んだ部分を活かしながら、やってきたんですね。モデルをたてて成功を目指してきた藤家さん、言葉で画像をねじ伏せて安定してきたニキさん、違いはあると思うので、その子が何が強みかというのを回りが見てあげないといけないし、一見悪いところも「あ、これこの子が幸せになっていく上で使えないかな」って試さないといけない。私にとってこの10年は、そういう勉強をした年月でした。

あっそうだ、さっき「収入の面だけは当てがはずれた」とか言いましたけど、あれ、あんまり深い意味ないですよ。本当に困ったら仕事を増やせばいいけど、遊ぶ時間がなくなるほど増やしたんじゃ「遊ぶ金ほしさ」にならないから。ただ、収入って売れた冊数で変わるので、出版業界全体で部数が落ちこんでる以上、当初思ってたとおりにはいきようがないですよね。

これも自分を羽交い締めにしているプロセスだと思う。

お金のことをものすごく不満に思っていると誤解されても困るので。

たぶんそういう誤解する人って少ないと思います。

比率としてはね。ただ攻撃してくるのは誤解した人だけなので、誤解する人の比率が実際以上に多く見えがちな点は気をつけてます。

ああそうか。私はね、そういう誤解には配慮しないことにしているんです。あっちの問題だからね。誤解していない人はふんふんふんって流しますもんね。そりゃニキさんも売れた方がいいよね、くらいに。

「宝くじ当たったらいいなあ」というのと同じように、「突然何かヒットが出ればいいなあ」とは思うけど、でもああいうのってポーンと当たるもので、こっちのコントロールの利かない部分でしょ。だからあまり儲からなくても、自分のせいじゃないので気は楽です。遊べないくらい仕事増やす気はないし。

遊べないくらい仕事したい人はすればいいんです。

まあ、訳すこと自体が遊びになるような本が現れたら、遊びをおいても仕事にかかりきりになりますけど。「遊ぶ金ほしさ」っていうのは、実は、食べていくためにも大事なんですよ。以前、先輩に言われたんです。「きれいなおネエちゃんのいるお店で高い酒が飲みたい！　と思って仕事すると、飲みには行けなくてもお米くらいは買える。ところが、米が買えればいいと思って仕事をしてたら米も買えなくなる。フリーってそんなもんなんだ」って。お米も買えなくなっては困るから、「博多座に行きたい！」って気持ちは大事にしようと思います。

社会に寄り添うことを選ぶ

あとちゅん平さん大事な質問です。「社会に寄り添うことを自ら選んだ」ということを本の中で書いてくれてると思うんですけど、それを選んでしまうと色々なことがラクになると思うんですよ。でもそのあたりの考えは人によって様々ですね。定型発達社会に寄り添うことを屈辱に思ってしまう人もいるし、その考えに拍車をかけちゃう支援すらあったりします。その中でちゅん平さんが社会に寄り添うことを選んだきっかけってなんだったんだろう。

社会に寄り添うきっかけですか？　なんだろう。まあ、憧れ、ですね。

憧れ？　なんに対する？

定型発達の人への憧れ。

定型発達の人？　社会っていうこと？

私もその一員になりたいと思いました。それだったら寄り添ってもらうのではなく、今ある社会に自分からアプローチしていかなければいけないことに気づいたというか。それが大きくて。私も普通でありたいというのは未だに強くあるんです。

あるんですか。

自閉の自分を否定するわけではなくて、みんなが暮らしている世界で交わって暮らしたいという憧れが強いんですね、私。それがあったので自分から寄り添って行こうと思いました。

それは「普通」になりたいっていうことなのかな？ そのへん、私は疑問ですが。たんに「人なつこい」だけかもしれないと思いますが。そして「人なつこい」というのは、ちゅん平さんの特徴の一つだって私はずっと考えてきましたが。でも、だからこそできた努力はありますね。

そうですね。あ、あと、みんな努力しているんだっていう発見ですね。

ああ、それは大きな体験でしたね。

はい。定型発達の人も、すごい苦しいこともあるし、涙を流しながら努力していることもあるんだと知ったことが大きかったです。つらいのは、何も自閉の人だけじゃないじゃん、とすとんと理解できて。じゃあ頑張るというのは、定型も自閉も関係なく人間全般に言えることなんだなあと。

多くの当事者の人に、それに気がついてほしいとずっと思っているんですよね。自閉症の人は大変かもしれないけど、ラクして生きている人ってたぶん定型の人の中にもいないと思うので。苦労が一個もない人生ってないじゃないですか。

ないと思います。それに自閉で楽しいこともあるんですよ。

いっぱいあるでしょうね。

でもモノの考え方とか、生き方とか、みんなと同じだったらもっと仲良くなれるんだろうなというのがあって。それはやっぱりきっかけになってますね。

そうやってきちんとおつとめできるようになって。今後の目標とかはどうですか？

今後の目標ですか。やはり普段の仕事を続けつつも、自閉症に関する活動は続けていきたいなと思いますね。次世代の人のために。あと自分のやれること、たとえば今のドラッグストアの仕事を精一杯やるということ、毎日毎日を精一杯やるということが目標ですね。そういう小さな積み重ねが5年先10年先の自己肯定感につながると思うので、自分の与えられている人生に満足しながら生きるっていう、それを目標にして今やっています。

不幸との戦い

まだ今、実を言うと発展途上で、ごっこ的な生活しているんです。私、谷川史子先生という漫画家が好きなんですけど、よくココアとかコーヒーとかが出てくるんですよ。そしてそういうのをかわいい部屋の中で飲んでいるような女の子になりたいんですね。そしてそういうのに憧れて、本当は飲みたくないのにわざとコーヒー飲んだりしています。

コーヒー嫌いじゃなかったっけ。

でも漫画に出てくるのでそういうのに憧れて。まだふりをしているところがあるので、そういうのが自然にできるようになるといいなあとは思いますね。

とにかくかたちをつくってそこに自分を当てはめていく人ですね、ちゅん平さん。

すごい登場人物像を造るんですよ。本を書くからかもしれないけど。そしてそこに自分を当てはめていく。何々が好きでこういう感じでこういう髪型で、って映像化して。

解離性障害で、そこが大変だった部分だけど、治っていくときもそうなのね。

コーヒーさえ好きだったらだいぶラクだね。

そうなんです。コーヒー飲みたい欲求もないのに飲むんです。

別にお茶でもよくない？

コーヒーじゃなきゃだめなんです。白いマグカップで。

決まってるんだ。

すごいよくわかる！　ものすごいわかる。コタツの中の脚のときと同じように浅見さんをのけもんにしてしまうくらいわかる！

でもさ、ハーブティーとかじゃだめなの？

コーヒーじゃなきゃいけないんです。湯気がふっと立って。

でもね、湯気立てようと思ったら冷房がんがんかけなきゃいけないのよ。

わははは。たしかにそうだ。

湯気はあったかそうに見えるけど、撮影するときなんかは、部屋を寒くしないとくっきり写らないんだって。

そうだねえ。

私はね、撮影する人のお話を聞いたりして、無理な夢を「そうか、全部は無理なんだな」ってねじ伏せてきました。

そりゃまた大変な作業だったね。

私もそうやってねじ伏せてきたところがあります。

こういう知識って役に立つよね？

立ちます立ちます。

やっぱりそれってすごい疲れるね。脳みそが。

不幸と戦うのよね。

ちーって思うんですよね。

思う～。ちーっていうか、ちーの瞬間に不幸に襲われている。

床をたたきたくなるんですよ。

私は転げ回る。脚でばたばたする。

ちーって?

なんだよ! できないのかよ! っていう感じで、くやしーんです。

たとえばどんなときに?

湯気が立たないときとか。

思い通りに立たないんですよね。

そりゃそうでしょうよ。私コーヒーを入れたときに湯気なんか見てないよ。

クリープとかを入れて、くるくるってならないじゃないですか。

なるわけないでしょ。

あれはお砂糖先にいれて、ぐるぐるぐる、って必死にかき回しておいて、そこにすかさず入れるんです。

ああそうなの。

かき回しているときの姿には、優雅のユの字もないでしょ。

そうなんですよ！

つまり、優雅な渦が見られるのと、自分が優雅にふるまうのとは絶対に両立しない。必死の形相で、せわしないし。

それでああなるんだ。ていうか私はああいう渦を造ろうという意欲すら起きないので、そういうものにちーっとなる気持ちはわかんないです。

なんかこう、いたたまれないんですよね。

やろうと思ったらかなりしんどい。で、私は「言葉でねじ伏せる」の他に「めんどくさいと思う」というのを味方につけてきたので、労力のかかることからはわりと早めに離脱できるんです。

そうだね。そういえばニキさんは、面倒くさがりやなのを強みにしているね。

そう。自分で自転車塗装とかしないですむのはそのおかげです。まあ、めんどくさいこと避けてもなお、無駄なことは色々やってるけど。でも定型の人だって無駄の多いことやるでしょ。ある程度の無駄とか失敗とかは税金。すべて避けるのは不可能。

それは真実。そして、そこにたどりつくって大事。

そうですね。

まあ思ってからが大変なんだけど。

私の場合は浅見さんが指摘したように、すごいケチなんです。ケチだから、人の不幸を願ったりしないんです。なんか得になることあるの？　って感じで。他人の不幸を作り出すことによってツタヤポイントが何千ポイントももらえるのならやりますけど。なんか得になることある？　と思ってやりません。時間がもったいない。

あとね、せっかく人を不幸にしても、私は想像力イマイチなので、不幸になったところを想像して楽しむ力が弱そう。もう少し想像力が健全だと、憎たらしい人が不幸になっているところをちゃんと想像して楽しめるかもしれないけど。それ以前に、その人の価値観とか願いがわかんないと、正しい不幸を願うのも難しいと思うんですよ。

でも想像力がないわけじゃないでしょニキさん。当たらないだけですよね。

もちろん、「この辺までならわかる」という範囲はあります。地味な呪いなら当たるかもしれません。でもそれ以上になると、ニーズが把握できないからなあ。効果があるかどうかわからないのに、やるのめんどくさいなあ。

そこも面倒くさがりやが活きてるね。逆に他人の壮大な不幸を願える人は、よその方面にその力を使えばいいのよね。ある意味、力はあるんだから。

壮大な不幸って、第一なんなんですか？

そこは人によってすごく違うから。正しくカスタマイズしないと無駄になるよ。

そういうのを想像できないし、たとえば自分がそれを与えたとして、実際に相手がそれを感じ取っているかどうかがわからないし、色々考えると、なんの得もないと思います。

これも自閉症の美しい面で。でも本人たち別に美しいとは思っていないというか。たんに面倒くさいと思っているのよね。

私を中程度に不幸にしようと思ったら、私が自転車はピンクのがいいなと思った瞬間をみはからって、旧モデルの白い自転車を売りに出せばいいんですよ。でもそんな都合よく調達できないし、差額は自腹切るんでしょ？　それか中三の私にもう一個滑り止めを受けさせたら不幸度が増したかもしれないけど、過去には手を出せない。そう考えたら陰謀ってなかなか難しいでしょ？　つまり、私の不幸のツボは変わっているので、他人が私の不幸をうまいこと考えるのは難しい。これを裏返せば、私が他人の不幸を想像するのも難しいだろうなあと。

なるほど、その通りでしょうね。

まあとにかく、お二人が「社会性の障害」と呼ばれる障害を抱えながらも、どうやって社会と折り合いをつけているか、教えてもらいました。なんか「ありもの使う」っていう感じですね。

でもまあ、社会に出ると、へこむような出来事もどんどん起こってくると思うんです。それが怖くて、社会に出られない人も多いでしょう。お二人はどうやってそのへこみから立ち直っているのか、次の章ではそれを伺ってみましょう。

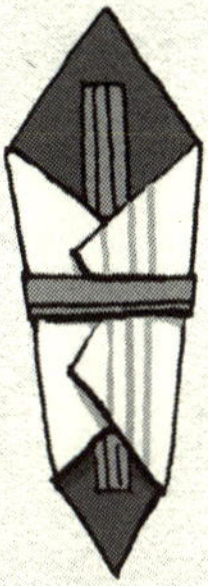

第四部

へこんだときは どうやって立ち直る?

試行錯誤って強いよね

この10年、藤家さんの挫折する姿は何度となく見てきましたが、まあその都度立ち直りましたよね。失敗から立ち直るときに「こうしよう」って決めていることってありますか？

私はそもそも、失敗で落ち込みません。失敗自体は、誰にでもあるからです。反省をして、そこから何を学べるかを考えます。

どんな風に？

まずは、どんな失敗をしたか、思い出します。嫌な記憶ですが、なぜそういう失敗に至ってしまったか、記憶をたどっていきます。ここで、自分のやったことを正当化したりしないように気を付けます。

そして、どうすれば、失敗しなかったか、試行錯誤します。できるだけ色々な案を出すようにします。それを書き留めて、たまに見るようにします。自分の脳の特性で失敗に至っていたら、根本から特性を矯正できるように努力します。

万が一、落ち込みそうになったら、過ぎてしまったことはどうにもならないと自分に言い聞かせます。そして、そこから学び、二度と同じ失敗をしないことの方が大事なんだと念じます。そしたら、大体のことは落ち込まずに乗り越えられます。

昔は失敗が怖かったです。それは、周りに、失敗をしたら最後だという考え方の人が多かったからです。でも、おしまいではないし、失敗から学ぶことは大きいと自分が体験したこともあり、誰がどういう考えを持っているかは気にならなくなりました。また、人の失敗にも、以前より寛容になったと思います。

どうも二次障害って、失敗体験っていうより「理由がわからないこと」に原因があるように思えます。まあ、人によるんでしょうけど。だから「本当のこと」を教えてあげるのが支援になる場合って多いと思うし、本当のことを受け入れる力のある自閉症の人って多いと思うんですよ。藤家さんの強みとして現実を受け入れる力があるし、だから自分でもそうやって試行錯誤をしているんでしょうね。

失敗をしたら最後だという考え方の人が多かったという話ですが、なんか発達障害の人の周囲は、怖がりの人が有意に多いような気がしますよ。一番そういう傾向が強いのは、教育や福祉の現場かもしれませんけどね。でも周囲が臆病じゃない、って自閉っ子にとってはとても大事なことなんですよね。

てへぺろ力鋭意養成中？

ところでニキさんは、今鋭意老後準備中ですが、先ほども触れたように、被介護ライフを良いものにするためにも、「てへぺろ力」を養成中なんですよね。

そうなんです。まあこれは、新ネタというか、新ネタすぎて発展途上なんですけど、スルーできない脳を持っていると「てへぺろ」が苦手です。それを最近、ずっと考え続けているんですよね。不幸を防ぐ基本戦略は「言語でねじ伏せる」ですけど、とにかく、『スルーできない脳』なんていう本も書いちゃったくらい、気分の切り替えがへたくそです。
　私の場合「一番じゃないと気に入らない」はありませんでしたけど、思ったとおりに展開しない・完成しないと気に入らないというのがあって、子どものときに色々失敗をしてきました。

自閉っ子周辺の人たちには、思い当たることの多い現象じゃないかな。てへぺろ力って、スルーできる力であると同時に、立ち直りの早い遅いもあるんじゃないの。

よく、立ち直りが早い人と遅い人がいるって言うでしょ。じゃあ「立ち直り」って何なんでしょうね？　さっき「普通」って何っていう話が出たけど、それと同じくらい色々な場面で色々な使われ方をしていて、実は一種類じゃないでしょう。

・立ち直りが遅い／早い。
・切り替えが遅い／早い。
・表面から見た立ち直りなり、切り替わりが遅い／早い。
・こっそり中でひきずっているのが長い／短い。

色々あって、単一ではとらえられないわけです。

なるほど。ここでもまあ、脳みそぐるぐる回転させて色々考えているわけですね、ニキさんは。

同じように立ち直りが早い遅いって言っても、途中から別の種類の話にすり変わってたり、二人の人が別々の意味で使ってたりしたら、その方がよけいにぐるぐるしてしまうじゃないですか。私にとっては、この方がぐるぐるしなくてすむんです。でもまあ、ここでは

・何か思い通りにいかなかったときの立ち直り。

のことを話します。

そもそも何かいやなことがあって、気分が切り替わる前ってどういう状態なんでしょうね。こんな状態が挙げられますよね。

・しおしおする。
・何やっても集中できない。
・間違いが多くなる。
・手先がうまく動かなくなってけがする。
・ぎゃん泣き。

もっとも、泣き止んだからといってすべて処理がすんだかというと、身体の中ではまだ処理がすんでいなかったりするんですよね。

子どもだと泣いているか泣き止んでいるかは外で見える。尺度としてわかりやすいかもしれません。それでも

・泣き止んだけど食べこぼしが多い。

・泣き止んだけどむせる。

そういう状態があるでしょう。

・他のことをやる気になれるかどうか。

って大きいですよね。というか

・何か楽しいことをしようと思っても、努力のいる趣味はできないが、受け身でいられる趣味ならできるという状態。

が間にあったりするでしょう。

ああ、なるほど。それって短期間の立ち直りにも言えるんだろうけど、なんというか社会活動お休みしている状態ってあるでしょ。たとえばニートっぽい生活を送っている時期って、そういう状態なのかもね。別に激しく不幸なわけじゃないけど、なんとなく元気が出ないみたいな、そういう状態がある期間続くこともあるのかもね。

気分転換ができるできないといってもそこにもグラデーションができるんですよ。そして浅見さんから、気落ちしたときの立ち直り方を教えてとご依頼いただいてからずっと自分を観察してきたんです。でも観察しようと思ったら気落ちする体験をしなければいけません。ひどいご依頼を受けたと思いましたよ。

わははは。

観察しないと、頭で考えるだけでは間違うのでね。

なるほどね。りちぎだからな。そしてその身体を張った観察結果はどうでした？ ニキさんの場合は、どうやって気分を切り替えていますか？

体感と感情をどう頭脳で使い分けるか

私の場合、藤家さんと違って食べ物に執着があるでしょう？

私もそうだからわかるけど、それって気分の切り替えに利用できるでしょう。

でも、逆にへこむ原因にもなる。注文したものが売り切れてるとへこむんですよ。ここでいやみを言わない、泣かない、紳士的なお客としてふるまうのって一手間いるんです。あるいは飛行機に乗り遅れたり、そういう失敗もへこみます。

さて、そういう失敗をして、なんとか立ち直れたとします。何をもって立ち直れたと呼ぶかはともかくとしてね。

そういうとき、一般的には、別のこと考えて気分を持ち上げようとか、厄払いとか験直しとかそういう手段がありますよね。

でも、たとえば飛行機に乗り遅れて、高いお寿司食べて厄払いしたとすると、経済的な面からは、高い切符に高いお寿司で二重の出費になってますよね。

おまけに気分を変えすぎたら、「もっと早く出る」とか「最初から遅い時間の飛行機をとる」とか、次に活かせなくなっちゃう。

だから立ち直るからといって素早く忘れるのがいいことかっていうと、次に活かせないとそれはそれで困るわけです。

たしかに。

そのバランスをどこでとるかというと、これは定型の人でもあちこちで失敗していると思います。もう一つ私自身の記憶からいうと、気分は切り替わってないけれども原因は思い出せないという状態があります。完全に忘れてるわけじゃないらしくて、なんだっけ、って必死で考えたら思い出すんですけど。
そういう状態があるから、忘れるのが早いからといって、立ち直るのが早いとは限らないんですね。

そうなの？

「なんかすごい失敗をしてつらい状態だ」とか、自分に非がなくても「運悪く気落ちするような状況である」という感覚だけが残っていて、何があったのは抜け落ちていることがあるんです。年齢が進んでくるとこれが多くなりましたね。なんだったかの部分を忘れるのは年齢とともにどんどん多くなってくるのに、「何か失敗をしたみたいだ」という部分は身体で覚えていたりする。

なるほど。

年をとったからって、感情や体感は消えるのが早くならないみたいで、事情を忘れるのが早くなればなるほど、「なんかつらいんだけどなんだっけ？」の時間は長くなりますよね。将来、認知症などになったら、さらにこれが多くなるのかなあとも思います。

つまり、一口に「記憶が長く続く」といっても、情報の部分と感情の部分と二つあるので、「忘れる、ってどっちのことを言っていますか?」って思うようになりました。

そういう状態は我々もあるし、知的な障害を伴う方もあるでしょうね。

忘れてしまったんじゃ、再発防止には役立てられない。それでまた同じ失敗をしたときには、「不快なことがあった」という感覚だけは残っているから、沸点が下がってて、前より騒いじゃうかも。そんなときも、周りの人の目には、今の一回しか見えないでしょ。そこだけ見て、「こらえ性のない子」という烙印を押されてしまっている子どもさんもいるんじゃないかなと思います。

そういう状態が長く続くと、社会参加をなぜかしない人みたいになるんだろうなあ。

これと似た状態、記憶も健全なお若い方も経験なさる状況が一つありますよ。これは、夢からさめたとき。「夢の内容は覚えてないけど、なんか焦る夢だった」とかあるじゃない?

あるんでしょうね。私はあまりないけど。でもそれを解消するのも早い遅いがありそう。

でね、失敗してへこんだから楽しいことで気分転換をしたら、この状態になってしまうことがあるんですよねー。気分、切り替わってないじゃん！　事情を忘れただけで、まだへこんでるやん！　しかも忘れてるから反省にも分析にも使えないし。

ニキさんはそういうとき、どういう作戦とっていますか？

お手上げなんです。どうしていいかまだわからない。ぼける前になんとか方法見つけないと。

たとえば落ち込んだとき、ものすごくそれを分析的につきとめていって、反省に活かすというやり方は一つあると思います。もう一個まったく違うことで気分転換して、気分ががらっと変わることがあると思います。それでニキさんがおっしゃるように、気分転換系のことをやると反省はできないんですね。あんまり。

　で、私の場合ですけど、それをはかりにかけて、基本的に反省を優先させないことにしています。反省はしても上手ではないので。そして私自身の物事の覚え方、問題の解決の仕方は、とにかく真正面から身体で解決していくタイプなので。身体を動かして気分を換えて、その時脳みそに浮かんできた解決策が最適な答えなんです。

なるほど。

そういうやり方が得意で、反省はあまり得意じゃないので、反省はしょうがないやと思っています。反省が上手な人は、別の作戦をとればいいと思いますが、私は自分のアナログなアセスメントをして、得意じゃない反省にこだわって得意である「身体による気分転換」をためらう時間を長くしないようにしています。

私ね、結構同じ失敗いっぱいするんです。どうも、これって記憶に残っていないせいが大きいんだろうなあと思って。たとえばね、「ちょっと安いくらいであんまり朝早い飛行機はとるなよ」「歌舞伎のチケットの差額に換算するのやめろよ」って一生懸命自分に言い聞かせるんですけど、一日の値段の一覧表見ると、欲が出ちゃうんですよ。実は最近、眠くて乗れなかったっていうの二回もやっちゃった。

安いチケットが元の木阿弥になるというわけですね。

移動はしなきゃいけないから、当日の正規運賃を払うはめになるわけです。ちょっと遅ければ二～三千円高いだけですんだはずなのに、それをけちって三万円の正規運賃を払うという。

ところがね、寝過ごしたときって熟睡して寝過ごすわけですから、睡眠不足が解消されて体調のいい状態で、一連のトラブルが記憶されてしまう。そんなら、別に寝過ごさなくたって、最初から遅い時間にしたって熟睡後の状態になるはずなのに、そのときは淡々と搭乗するだけで印象に残るようなイベントは起きない。だから、言語と体感がひも付けされない。

そこですよね。言語と体感がひも付いていないの。それが苦労の種ですよね。

「寝過ごして焦った」というのも確かにあるんだけど、それと、「寝過ごして熟睡して気持ちいい状態」とが間違ってひも付いてしまうんですよ。

乗り遅れたことが。あ、それは間違いだな。

間違いでしょ。

そのひも付けの間違いは多いかもね。「体感の認識が弱い」ことは10年前から気づいていましたけど、そこにもその弊害があるのね。認知や感情と体感の関連がつかみにくいのね。

10年前の本が出てから花風社は、内臓覚がつかみにくい人は自分の気持ちに気づきにくいとか、固有受容覚の認識が弱い人は自己意識が持ちにくいとか、色々仮説を立ててきました。そして今ニキさんのお話を聞いて思ったのは、自分の身体の感覚がわかりにくいということは、その原因のつきとめがオートマでできないということなのだなあ、ということです。

身体の感覚は、素材としてはいいんだけど、ひも付けを間違うと使えないでしょ。体感も感情も。まだ素材でしかないので、そこをちゃんと使えるようにしようと思ったら一つ作業がいるんですよね。また脳みその無駄遣いと言われそうなことを。

たとえばどういう作業ですか？

その睡眠数時間分と、損した金額を天秤にかけるため、お金の計算をしてみる、というのは誰でもすると思うんですが、そのときに、遅れて焦ったときの気持ちをあえて思い出してみるとか。ところが、どうやら、びっくりが勝つと夢の中みたいになってるみたいなのね、焦った感じって意外にあまり思い出せないんです。しかたがないから、一からシミュレーションして思い浮かべる。

それが手作業なのね。
（心の声：誰でもするって……私はそんな計算しないけどなあ。）

手作業なの。

そこがオートマなんですよたぶん。親亀が相対的にしっかりしている定型発達と言われる人たちは。だから反省するにしても、脳みその負担が少ないんでしょうね、比較的。十分睡眠取った気持ちよさは気持ちよさとして、それは乗り遅れとは関係なく、たんにある一定の時間まで眠れたからであって、次回は最初から一万円の時間帯にしておけば安いチケットとたっぷり睡眠が両立できると、おそらく割り出すのが早いのでしょう。それは反省とも言えないほどのオートマ作業なんですよ。

あと私の場合、飛行場で厄払いにおいしいものでも食べようというのが、逆効果になってるかもしれない。

報酬を与えてしまっているわけか。

これをやったらおいしいもの食べられる、みたいな。

そこもひも付けが手作業だからね。

遅れる→たっぷり寝て気持ちいい→正規運賃→おいしいもの

みたいになってしまうのね。

最初に買った六千円のチケットが無駄になり、正規運賃の三万円を払い、二千円でお寿司を食べて「三万八千円で楽しかった」になってしまうわけですね。本当は最初から一万円のチケットにしていれば、一万二千円でたっぷり睡眠とれてお寿司も食べられたのよね。ていうかへこまなければランチ五百円で済ましてもいいわけだし。

しかもね、「意外に慌てずに代わりのチケットが買えた！」っていう達成感が強いんですよね。そりゃ、寝過ごさなくても予定が変わることはあるから全然経験なくても困るだろうけど、そんなのは最初の二回三回でいいのにね。

一個一個そこに脳みそと言葉が介在しなければいけないのね。

そうそう。

面倒くさいねえ。

でもそれやらないと、本能のままにまかせていると、どんどんお金がなくなっていく。毎回三万八千円かかってしまう。

私はやっぱり、最初の失敗で以降潔く一万円のチケットにするでしょうね。反省は不得意だから優先させないけど、体感のひも付けを間違えない分、ラクですね。そしてさっさと割り切って学習してしまうと、それ以降は反省を省略できるよね。六千円は魅力的だけど、睡眠不足になる。だったら一万円でいいや、乗り損ねて三万円払うよりいいや、って割り切る。そして一回割り切ったら、一万円のチケット買い続ける。そうしたらそこで脳みその負担一個減りますよね。そうしたら違うことに使えますよね。

うんうん。

ごく平凡な実行機能を持っている人間としては、そういう作業をしているような気がしますよ。

それが下手ってことは、毎回新しいものと思って見ているかもしれない。

なるほど。

「いつもの」というのが必ずしも回数と連動していないみたいなんですよね。何度行っても初めての気がすることもあれば、単に落ちついてスムーズに行動できたってだけで初めてなのに「いつもの」と思ったり、たった二回目だけど、前回の印象が強かったら「いつもの」と思ったり。

先着一名様という考え方。最初に入った情報が全画面表示なのね。

だから比較検討が下手なんです。

分割画面できないからね。時間軸もはっきりしない。そういう記憶なんですよね。

やはり画像と言語の戦いだなあ。情景が動画だとすると、体感や感情ってもやもやしてて、字幕やナレーションではない。歌のないBGMみたいな存在。

は？

動画にナレーションはなくて、BGMだけついているみたいな感じ。

はああ。

歌の入らない器楽でね、〝♪ゴジラ、ゴジラ、ゴジラとメカゴジラ〟（「ゴジラのテーマ」の節で）みたいに。

あ、なんかわかる。

でもそれ、文字情報じゃないでしょ。

違うね。

だから、文字情報でねじ伏せないと色々間違うんです。

じゃあ、最後には文字情報でねじ伏せるのがすべての作戦なわけね、ニキさんの。

私の場合、文字に強い人間の場合ですが、それがへこみから回復するやり方です。

この対処方法を、全員に応用できるとは限らないんだけど、ひも付けが手作業というところは共通かもしれません。立ち直りが早いほうがいいのか遅い方がいいのかなんてこうなったら言えないでしょ。立ち直り早すぎて学ばないこともあるわけだし。

とある伝統演劇のお師匠さんのお話にあったんですけど、叱られそうなことを一切やらないお弟子さんってのがたまにいて、何年も経ってから「こいつ、まだこんなことも知らなかったのか！」ってなるそうです。

そのとおりだと思います。

叱られなかったお弟子さんは、きっと叱られるとすごくへこむひとなんです。

うんうん。

よく怒られるお弟子さんは、何をどこまでやっていいか、輪郭が見えてるのに。

一言言っていい？　それってみんな知ってると思う。

それはわかってるよ。私も体感としてなら知ってるうちに入ると思うんだ。けど言語と突き合わせるまでは使えないのね。なにも国宝の芸談じゃなくたっていいはずなんだけど。

なるほどね。

私、叱られるとすごくへこむんですよ。

だからそこが聞きたいんですよ。叱られるとへこむ子にどう対応すればいいのか。

それわかったら私もっと色々できてますよ。

そこでてへぺろ力じゃないの？

そうなの。

老後に備えて「てへぺろ力」をつけようとしているんですよね。自分で養成しているんですよね。

特にね、年取ってきたらこっちの行動や判断がさらに当てにならなくなるんだから、安全のために制止されたりする機会は増えるはずでしょ。しかも年をとれば、周りに年下の人が増えます。介助の人、行政の人、医療福祉の人、ほとんどが年下。だから若造に意見されて従う力をつけとかなきゃと思って。若造を師匠と仰いで習い事でもして叱られてみるか、なんて考えてる。

ははあ、そこまで用意周到ですか。叱られるのを避けてきて、それだけ機会逸失もしているという自覚があるから、今からは命令されることにも慣れようとしているわけですか？

慣れたいんですけどね。でもやっぱりへこむしね。叱られなくても、メニューが完売してたなんて不可抗力でさえへこむのに。へこんだら一生懸命別のこととして塗り消そうとするから、気分変えることで頭いっぱいになってしまう。それに、本当に失礼な扱いを受けたときには抗議もできなきゃいけないんだから、その力を削ぐような慣れ方じゃだめでしょ。

やっぱりそれは、てへぺろじゃ無理だと思うなあ。ニキさんご自分で『スルーできない脳』っていう本書いたじゃないですか。それくらいスルーできないんだもん。てへぺろ力をつける素質はないですよたぶん。でもまあ「ないものねだり力」もニキさんの力の一つなんだけどね。私はね、ニキさんほど「ないものねだり力」がないかららくちんなんです。おまけに「開き直り能力」があるからラクなんですよ。「ないものねだり力」のあるニキさんを見て大変そうだなあ、と思います。でも「ないものねだり力」がないおかげで機会逸失していることは多いんだろうけど、それはそれで仕方ないですね。それが資質だから（と開き直る）。

今ニキさんの話を聞いて思ったのは、叱られてへこむことに対しては、やはり言語能力で太刀打ちするのが一番いいんだろうなあということですね、ニキさんの場合。苦しいだろうけど、それしかない。若造に意見されて面白くなくても、「ま、こいつにまかせとけばらくちんだから」と心の中で自分を納得させて結果的に得しているおばあさんになる方が近道かもしれませんよ。

逆にちゅん平さんみたいに叱られてへこまないタイプの自閉の人も実は多いので、そこもまた接する側の「アナログなアセスメント」が必要だと思いますね。叱られてへこまない、というのも一つのその人の持っている力だから、使わない手はないんですよね。

藤家さんどうそのへん？　あなたあんまりへこまないでしょ、叱られても。

想像力のモンダイを活かす

へこみません。

へこまないよね。なんでだろうね。

私の場合、不安とか臆病の体質の部分かなあとか。

でも藤家さんも不安で臆病な体質はありますよ。でも事実は事実として受け取るよね。こうしなさいと言われるとそうしよう、みたいに。

そうですね。

あ、それは私も受け取るんだけど、気分がいつまでも支配されるんですよ。

そういうのどうですか？

ないです。

ないね。

私そのあとも不器用になるし、怪我とか誤嚥とか多くなるし。

身体機能へんてこになるよね。

実害が出てるよね。だから急いで塗りつぶすのは、その場で身体機能回復させて、けがを減らす上では適応的です。いつも成功とはいかないけど、成功すればね。でもそれで学びの機会を減らしているわけだから、ある場面で得なことが別の場面では損。何がいいか悪いかは簡単には言えません。

まあ私は圧倒的に気分転換派です。またそれが上手だしね。ただし、たしかにそれだと学びの機会は減りますね。ただうまくいかなかったときには一応なんでダメだったか簡単に仮説は出しますね。書き出すこともあるし脳内に置いておくこともあるし。そして次同じ失敗しないために仮説を試してみる。それがだんだん修正していく。くよくよとした反省はしないけど、そういう分析は自然にやっている気がします。そしてこういう分析作業に入ると、もうBGMとしての不快感はフェードアウトしていきます。逆に分析作業に入らない方が、不快感は引きずるかもしれませんね。

そしてその分析作業は、必ずしも正解である必要はないんですよ。考え始めることが大事なんです。

社会で生きる力って、「一発で正解を出す」力ではありません。一発で正解を出せることもありますがそれってレアだし、正解があることばかりでもありません。世の中には正解がない問題はいっぱいあるし、正解にたどりつかなくても解決できる問題もいっぱいあります。

社会で生きる力とは、「試行錯誤できる力」です。朝早い切符とって失敗した。また昼の切符とっても失敗するかも。仮説がはずれたかもしれないけどじゃあ今度はこの仮説でやってみるかな、とか。色々な試行錯誤をして立ち直っていくという作戦を私はとっている気がします。試行錯誤の途中だと知っているから、過度に落ち込むこともだんだん少なくなってきました、経験を重ねるにつれ。

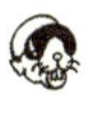

分析したり反省したりするときに、ひも付のやり直しでわざわざ色々思い出さなきゃいけないので、一瞬でも早くこの世界から逃げたいになるみたい。

そうしたらもうやっぱり忘れちゃった方がいい、ってそれが難しいんだろうけど。反省は捨てた方がいい。

だから学ばないんだよね。

私は体感と失敗とのタグ付けにはかなりオートマにできるとは思います。でもまず切り替えることに集中するな。それはきっと、切り替えを優先した方が学習もはかどるからでしょうね。

それに、全部が道連れでダメみたいな感じになりやすいから。「これで失敗した」っていうだけじゃなくて、「生まれてきちゃだめだったんだ」みたいに。親の口癖を真に受けているかもしれない。

そうかもしれないし、そういう脳みその癖ある人いるね。

まあ原因はともかく、私はそれ。ネガティブな気分の対象範囲が切り分けられてない。

なるほど。

ただ、時間差がついたらできるんだから、一時の反応ではあるんですよね。それに、公開すると引く人がいるし、慰めを強要されていると受け取る人もいるから、なるべく表に出さないように気をつけてはいるんだけど、まあ出ちゃうときは出ちゃいますね

別に引く人がいてもいい、って私は思いますけどね。何やったって引く人はいるし、ケチつける人もいるし、邪魔する人もいるんだし。だったら自分のやりやすい方法をとればいいです。

もっとも「何もかも無駄」と思ってしまうとか、そこが決定的に、私が理解できないところなんですよね。理解できない、っていうのは「ありえない」ということじゃないですよ。「身をもって実感できない」ということです。

もしかしたらまだ、切り分けの途中なのかもしれません。そしてそのうちニキさんは、そこも言語的に切り分ける作業に入っていって、スピードアップしていって、そしてへこまないですむようになるのかもしれません。色々なことが自然にわからなくて、言語で細かく切り分けしていって、そして納得して心の安定を得る、というのがニキさんの基本的なサバイバル・スキルですが、それがそこの分野にまだ及んでいないだけ、っていうことなのかもしれません。

これも神田橋先生とお仕事をする途上で知ったことですが、うつの体質の人と双極性の

体質の人がいるそうです。病として発症してもしなくても体質として持っているそうです。それを聞いて、私はおそらく双極性の体質の人だろうなあ、と思いました。なぜそう思うかというと、双極性の人が発症しないこつは気まぐれに生きることだそうです。双極性の人に内省が入るとだめみたいです。世の中には本当は双極性なのにうつと診断されうつの治療をされ、そして治らないケースが多いそうです。私、すごくそれがぴんときたんですね。

私の現状を見ると、今は毎日決まったことやるわけにはいかない仕事をしています。強い主張をすれば攻撃もされます。でもそういう安定しない状態が私にとっては健康な状態なんだろうなと思います。そういう生活をしているから本性に合ってる。だから病気しない。文字に強い人ならそういうの書き出してみてもいいかも。でもニキさんそれ面倒くさがるでしょきっと。

めんどくさいですね、書字遅いせいもあるかな。

意外と書き出してみると、いいことだけの一日もないし悪いことだけの一日もないんですよ。帳尻合ってるんです。

いいことだけじゃなきゃいやだ、という時期は卒業したんですよ一応。

あ、でもそういう時期あったんだ。

最初からじゃなくて、本当にいいことがものすごく少なかった時期にできちゃったんですね。でも、気分のいい状態を大部分にしたいと思ったら無駄なエネルギー費やしちゃうでしょ。これはね、知らない人のウェブ日記だとか、今だったらＳＮＳでしょうかね、そういうのを大量にＲＯＭ（一方的に読むこと）すると効きますよ。大量に読んでいると、日替わりで親知らず抜いたり子どもがノロになったりお身内のご不幸があったりしてる。情報は、大量になると統計になります。統計になったら、こうした不運から確実に逃れる手はないんだ、みんな当番でやっているんだ、って腹をくくれる。そしてたまにはレアな事態も起きる。パスポートを忘れて空港に行ったり。

そう。あれこそ正規運賃払わされたら大変ですよ。

それくらい頻度の低いものから子どもがノロっていう頻度が高い物まで、これはもう税金だと思う。絶対にノロにもならなくて絶対に身内が死ななくて絶対に新幹線に乗り遅れない人生なんてありえないし。

うん。知ってる。最初から。

それって理屈ではわかっても、一個ずつが全画面表示だと実感しにくいんですよ。そういうときのために、お金とか時間ってバッファーとしていいですよね。統計を見ていると、自分の失敗も、星座の中の星の一つみたいに、全体の中に位置づけられるんですよね。

そうすると、ちょっとラクになるの？

つかまえやすくなる。

つかまえやすくなるって？

タグ付けがしやすくなる、唯一無二の体験じゃなくなる。「寝坊で乗り遅れ」は世界に一つの乗り遅れじゃなく、他の人もやっているというのが一つ。もう一つが、「知り合いが亡くなって旅行を中断してお弔いに行く」とか「もっと面白そうな舞台の情報を知って、行き先変更する」とか、他の理由による切符の買い直しも知ると、「いくつもある航空券買い直し体験」の一つとして位置づけられるんですよ。

じゃあやっぱり他人を知らないといけないということだね。

実際に深くつきあうとエネルギーがいっぱい必要だけど、よく知らない有名人とかをネット上で見ていたりすると、そういう統計が集められる。個人的なつきあいがあると、深く感じてしまう。あそこのお子さんがノロ？　かわいそう！　みたいに。ところがお子さんも知らないしご本人の顔さえいつのだよっていうような著者近影しか知らないと、生々しくないので、生々しくないと耐えやすいから、大量に集められるんです。そして大量に集めると統計になるんです。

じゃあそうやって大量に情報を集めることで「この世でたった一つの不幸」を「数ある不幸の一つ」に格下げして安心して、叱られても平気な状態を少しでも構築して、老後に備えているわけね？

老後はねえ。記憶が衰えるのはほんと心配。「なんだか忘れたけど、何が悪かったか理解できないけど、つらい、悲しい」という時間が多いと、被介護ライフ真っ暗でしょ。だから今のうちにもっとスピーディーにタグ付けできるようになりたい。

中年期はこれから、介護があったりお悔やみの機会が増えたりするでしょ。お葬式とかすごく不安だったんですよ。

なんで？

経験がなかったんです。

だから怖かったのね。

経験ないままに「失礼なくこなせるかな」「恥かかないかな」って思ってるときの「お弔い」って、どんな間柄の人のかわからないわけだから、全方向に備えなきゃいけない感じだったんですね。でも、「全方向のお弔い」なんてないわけで、実際にあるのは「Aさんのお弔い」「Bさんのお弔い」だけなんです。で、不安だなーと言ってたら、「自分が本当にお見送りしたい人の式に何回か出ればわかる」って言われて、当時は半信半疑だったけど、本当にそうだった。お葬式のマナーって、不慣れな人をいじめるためのトラップじゃなくて、悲しんでるご遺族を傷つけないためのものなんだから、自分も悲しいときは、したいようにしてたらだいたい大丈夫なんだ。

大変だったね。というかずっと大変だね。そこまで分析的にやらないといけないって。レジリエンス（回復力）にも色々あって、体感から回復する部分ってとてもあるし、認知から回復する部分もあるし、社会的な環境に助けられることもあるし、それはどこが得意か、どのやり方がとりあえず手元にあって使えるか、状況によりますね。そしてニキさんは、認知で、言語で回復してきたけど、不幸なことがあると全部真っ暗みたいになってしまいがちな脳みそを、統計で救うという方法を一個編み出している最中なわけですね。いずれにせよ、手作業だから時間がかかりますね。

私自身は、身体から治すと早いよ、ということに注目しているわけです。手っ取り早いんですよね、自分でできるし。それに比べて言語は時間がかかると思っています。でもニキさんは、言語が得意だし、好きなんだし、向いているんだからそれでいいんだろうと思っていました。でもニキさんの今日のお話を聞くと、体感の存在には気づいているんですね。

そうよ。

なんかBGM的にあるというのは気づいているんですね。ざわざわざわとか。

あるけど、考えて使わないといけないんです。野放しにしていると「飛行機に乗り遅れたら寿司が食える」になっちゃうから。そして、他の人を大量に見るというのは、統計による相対化ですよね。必ずしも自分が至らないからってだけじゃなく、普通の人でも絶対に逃れられないこともあるんだし。

なんというか「大変なのは自分だけじゃない」という主張って、わりと好きな人いるけど、私自身はあまり好感を抱かないステートメントなんですよ、正直言って。「他人の失敗がそれほど面白いかよ」と違和感感じたりもするんだけど、発生機序がニキさんの場合ちょっと違うみたいだね。それがわかったから、「大変なのは自分だけじゃない」というステートメントは今後、悪意に取らないことにします。

今、困っている人にむかって「大変なのはお前だけじゃない」って言うのは私もいやですけど、自分に向ける分には「そうだなあ」ですむので。衛生的な生活とか防犯とか整理整頓とかで比率の下がるトラブルはあるけど、ゼロにはならない。大勢の人を見ていると、カードなくしたとか鍵忘れたりを日替わりでやってる。しかも、ほとんどの人は初めてだからおろおろして、人にアドバイスを受けつつ後始末をしてる。なんだ、ものすごくスマートにできなくてもいいんだ、そのときになって調べながらやればいいんだ、ってわかる。普通の人たちだって、めったにないことはめったにないんです。最初からなんにでも備えができてなくていいんですよ。

トラブルっていうのは、途中経過に過ぎないわけですからね。そういう考えを脳みそが自然にするのは、どっかで人がトラブルから抜けていくプロセスを見たり、統計を拾ってきて積んだ経験値のおかげかもしれないですね。

対人関係が苦手で、深い友だちは少数いても、カジュアルな知り合いは少ないって人いるでしょ。あと、雑談をあんまりしない人。「友だちの友だちがさー」みたいな、薄い噂話に触れる絶対量が減ってしまう。ＳＮＳで親しくない人をたくさん見れば、その代りにならないかな。

今は雑談友だちが作りにくい人でもそういうＳＮＳでＲＯＭとかで勉強できますね。

交流に入らずにＲＯＭしてる方が、星座を作ったり、統計的な相場センスを培ったりするには向いてそうな気がする。

なるほどね。そういうＳＮＳの使い方もあるんですね。

打たれ強さはどこからくるか

ニキさんが叱られてへこみやすいことはわかったし、それをどう散らしているかもわかりました。翻って藤家さんは、ものすごくうつで落ち込んでいた時を除いては、わりとその辺打たれ強いと思います。私は二人に対する態度を自然に使い分けていますが、それはニキさんと年が近くて藤家さんとは年齢が離れているからかと思っていました。でももしかしたら、その二人の特性の違いを自然に察知して使い分けていたのかもしれません。というわけで年が若い藤家さんには色々注意することもあるけど、この人へこまないですよ。まあその大前提として、こっちも別に意地悪で言っているんじゃない、本人のためを思って言っているんだ、っていうのがありますが。

私はニキさんたちの本を出して「自閉っ子、不思議なこと言ったりやったりするけど、ワケは浅いので、あまり悪意に取らないでほしいな」と世の中に訴えているわけなので、逆に自閉っ子の皆さんにも、世の中を悪意に取らない努力をしてもらいたい、って思っているわけなんですね。

人の注意を必要以上に悪意に取らない、というのは、会社員をやる上で必要なスキルでもありますし。

ひとつふと思ったんですけど、藤家さんがあまりへこまないのは、純粋に「情報提供」だと思っているからかもしれないですね。

長沼先生の本『活かそう！　発達障害脳』に藤家さんが「予測・実行・フィードバック」という手段を使って世の中をつかもうと試みている様子が載っています。

引用しますね。

予測し、実行し、フィードバックを得る、というスタイルは、最近まさに自分がとっている形です。

以前はフィードバックがうまく得られなかったんですが、職場見学・実習を経験したことで、うまくできるようになりました。

＊＊＊

以前の私は、まず、予測というのがうまくできませんでした。

これは、圧倒的に経験不足が原因していたと思います。

なんでもぶっつけ本番で実行に至っていたので、ハプニングが多かったです。

予測するのは、想像力を働かせなければいけないので、そこに障がいがある私は苦手なことだったのだと思います。

たまにできても、すごく頓珍漢な予測でした。

それが次第に経験を積んだことで、次に起きるであろうことが予測できるようになりました。

それから、起こることすべてが自分に関わることではないんだ、ということも学習しました。

だから、何かの予測を立てるときに、的を絞りやすくなってきたところがあります。
予測をするときは頭だけ使わず、必ず書き出して、目に見えるようにします。
私、ひらめきは多いのですが、それを長く記憶しておけないところがあります。

（後略）

＊　＊　＊

とこのように、マメに記録が取れる人なんですよ、藤家さんは。ニキさんできる？

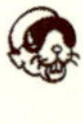 できない。

 私もできません。この三人の中で、ビジネス啓発本とかの教えを一番実行できそうなのは藤家さんなんですよね。

でも私がね、藤家さんの「へこみにくさ」の原因を考えたとき、このことを思い出したんです。

つまり藤家さんは、叱られてもそれをとてもニュートラルに「あ、情報提供された」って考えるんじゃないかな、ってね。

たしかにへこみやすい自閉っ子って多いと思うんです。それは不安が強いからかもしれないし、同じように不安に強い親に育てられたからとか、変わった子で叱られやすかったからそれがフラッシュバックするとか、育ちの部分で拾ってきてしまったものに由来するのかもしれない。

でも一方で、情報提供をりちぎに受け取る力のある自閉症の人もいっぱいいます。そういう人の場合には、そこも美しい残存能力なので、きちんと本当の情報を提供してあげればいいと思うんですよね。

ニキさんは打たれるとへこみやすい、って言うし、それは本当なんだろうけど、一方で学校や支援者に対して「本当のことを教えてほしい」という訴えはしてきたじゃないですか。ガツン！とやられるのはニキさんの場合刺激が強すぎるのかもしれないけど、ＳＮＳでＲＯＭしたり、そういう方法での情報収集は役に立っているんですよね。

自閉の人が、元々持っていたり育ちの途中で身につけてしまった打たれ弱さにはある程度配慮しなきゃいけないのはわかりますが、それが「真実を隠す」ことになっては実は逆効果だと思うんですよね。

「真実を教える」ことまでは、わりと広く正解だと思うんです。でもその教え方には、やはりアナログなアセスメントが必要かもね。

 私の苦手な「ガツンと」ってのは、ほんとに表面的な伝え方で変わるんですよね、内容じゃなくて。「注意するよ」って予告をしてから間を空けない、とか、大声出さないとか。でもさ、一番大きいのが持って生まれた声質の相性だったりするから、もうこれは運ですね。「配慮してください」っていう要求ではないんです。

なるほどね。ほんのちょっとの工夫なのね。それで「真実を話す」と「おびえさせない」が両立できるはずなのね。

身体的なトレーニングにしても、私は「めんどくさい」と言いながらも、全くやっていないわけじゃないんです。

有効なのはわかっているということかな。それなりにやっているのは知ってますよ。それに効果も見ていて実感しているし。

でも、仕事や主婦業や遊びに忙しい中で、レギュラーとしては組み込まないことにしました。やるなら突発的に。優先順位の問題もあるけど、ＡＤＨＤ入ってて、藤家さんほど計画的に生活を遂行する能力がないから。

藤家さんほどの計画的生活遂行能力は、私にもないですよ。そしてそれができないことが、今の私の生活には合っているんだけどね、サバイバル・スキルとして。

とにかく藤家さんは、異様に計画・実行・振り返りのできる人なんですよ。スケジュール管理とかも、たぶん三人の中で一番きっちりやります。

たとえば「スケジュールはメモ帳に書きなさい」なんて簡単そうに言う人はいるけど、それってだいぶはしょった言い方ですよね。メモ帳を探す、取り出す、広げる、と、いろんな手順が含まれるでしょう。

ニキさんは私が把握しているスケジュールは私にきけばいいと思っているでしょ。とは言ってもその私も実は覚えてなくて、検索機能のおかげなんだけど。

わからなくなれば知っている人にきけばいいとは思ってるけど、きける相手は少ないですよ。きく相手によって、一人一人について別々のスキルなんです。

そうなの?

連絡つきやすい手段、都合のいい時間帯、声、ありがちな反応、口癖、一人ずつ違うでしょ。だからAさんにきけるようになったからといってBさんにきけるともいかない。

連絡もメールで来る人電話で来る人色々ですよね。

おはようございます、が一日中の人。おせわになっております、の人、どーもです、の人、色々いるし声も違います。それを聞いてから本題に入るとか本題の前に前置きの長い人もいるし、一人ずつ違うのでどの人にきくかが別々のスキルで一から覚えなきゃいけないんです。事務なんかだとその時誰がいるかも違うし、そういう状況に対応することを覚えるのもまた上級のスキルです。向こうがしょっちゅう対応している状況だとわりとルーティンで反応が出てくるんですけど（なんかなくしたとか）、なくすものがレアだと、新規発言として一から説明しなきゃいけないんです。相手にとってルーティン的な反応で済むことと、相手にとっても珍しい事象に対応することとってまた別なんです。

流ちょうにしゃべれている人のコミュニケーション障害ってそれだな。身体の使い方の面で「運動企画」が苦手なように「コミュニケーションの組み立て」に一手間余分にかかっているのですね。結果としてコミュニケーションが成り立っていても。

だから、人にきかなくてすむように、ちゃんと書かないとね。

私はスケジュール管理は必ず仕事から帰ってからと寝る前に時間を五分ずつ設けてやります。

スケジュール帳も書くの面倒くさいです。だからスケジュール帳は好きなものにこだわります。とくにスケジュールが入らない日でも、必ずスケジュール帳に向かいます。

私は実はすごくアバウトなんです、スケジュール。スマホ持ち歩いているんですけど、ここにスケジュール入れるの嫌いなんです。電話の分際で私に命令するので。何日にどこ行って講演とか、ブログに書いてあるだけです。飛行機乗る時間とかは、航空会社のサイトが知ってるし。

私の仕事はイレギュラーなことが多いんです。今日これやろうと思っていてもなんか問題起きて電話対応急にやらなきゃいけなくなるとか、緊急事態が起きることがデフォルトなんです。イレギュラーなのがデフォルトなので、あまりきっちり決めてしまうと悲しくなるんです。

それは私にもある。スケジュール帳見て落ち込むようだと、広げるのがいやになって、書かなくなっちゃうからだめです。

色々試したんだけど、朝起きてパソコンに向かった時、その場でその日にやることとを手で書き出すことにしました。その日に最低限やらなきゃいけないことを。しかもノートで、ノートの質感にもこだわります。罫の幅が広いノートが好きです。いくらかわいいノートでも罫の幅が狭いと使わなくなります。ちょうどいい罫の幅のノートは見つけると買っておきます。

私は無地ですねえ。で、A5が好きなんだけどもA5で無地は売ってないので、B5のノートを買ってきて、裁断機でA5にカットします。そして書くのは右ページだけ。高校のころ、もったいないと言われるので左にも書くようにしてたけど、だんだん何も書けなくなっちゃうんですね。もういいや右だけでも、と思ったら多少書けるようになりました。

だからやり方って本当に人によります。藤家さんのきっちりさは尊敬の嵐ですが、逆にできないから私はやりません。

振り返ると落ち込むかもしれないし。「広げると落ちこむ」って連想が成立して、開きたくなくなったら困るから気をつけなきゃ。

スケジュール管理とかって、高機能の人なら、本当に困ったらやりたいようにやるような気がする。逆に社会生活があまり活発でないうちに、合わないやり方教えられると苦しいかもしれないですね。

きっちりやれるようになったのは趣味に時間が割けるようになってからですね。自分でお小遣いから自分で買ったチケットがあったら、そりゃ頑張って書くでしょう。無駄にするともったいないですもの。あと、楽しいことも書いてあるとなると、まめに開きますからね。楽しくない予定も忘れにくくなる。

私から見ると、ニキさんが取り立ててずぼらなわけではなく、藤家さんが異様にきっちりできる人です。それはたぶん、自閉症のりちぎな面の活用だと思います。でも自閉症だってみんなみんなできるわけじゃない。ニキさんがニキさんのやり方でうまく生活回っているんだったら、それでいいんです。だからアセスメントが大事です。

私にとっては、ノートはかばんに縦に入ってるから、上から見てぱっと取り出せるよう、天（上辺）に色がついてないと。あと、すぐ書くには、今月のところがすぐ開くことが大事。じゃないと書くのがめんどくさくなる。

そういうのも自分アセスメントですよね。それ大事。私は付箋貼っておきますけどね。ていうか薄いノートを好むのは、開きやすいからかもしれません。

そして筆記用具もつけておく。いつもの筆記用具じゃないとハードル上がるから、安物をたくさん買って、一本つけとく。筆記用具探していると書くこと忘れるからね。すごい低レベルのこと言ってるね。

いや、そういう生活スキルの個別のアセスメントって、すごい大事ですよ。どうやったら自分が社会人生活送れるかっていうのはそこから始まるから。だからそういう卑近なこと言ってくれるのとてもいいですよ。そうやって細かなアセスメントの積み重ねで脳の負担を軽くして、その分を食い扶持を稼ぐことに回しているのが社会人なんですからね。

　それぞれやり方が違うけど、自分に合っているやり方にたどりついている人に対しては、そこでやり方が変だとか突っ込まないでほしいなと思いますね。それが他人へのリスペクトでしょ。そして私にとっての発達障害者支援って、この延長にあるだけのことなんです。「自分に合っている生き方にたどりついている他人へのリスペクト」です。自分で割り出してやっている方法に突っ込み入れないのが、支援の第一歩だっていう気がします。ニキさんが電気釜を床に置くのも、ニキさんの身体特性から割り出すと合理的な方法だったんだし（編注：参考文献『続々 自閉っ子、こういう風にできてます！』）。

「突っ込み入れない」のは最低限の支援ですが、子どもさんや若い方には、大人がお手本になるのも支援です。たとえば私の場合、大人になってから「自分を笑う」という乗り切り方を覚えて助かりました。全部へこまなくていいんだなって。自分を笑える人を間近でみると参考になるんです。試行錯誤には失敗がつきものでしょ。その失敗を「てへ」とかわいく自嘲する姿。自身の不完全な状態も余裕を持って受け止める姿。「持ってるのにまた買っちゃった、あはは、欲しかったんだもん」とか。尊敬する人、好きな人がやってるとロールモデルになるんです。

ニキさんはそういうロールモデルをどこで見つけるのですか？

最初は夫、それから、本。今はやっぱり、有名人や芸能人のＳＮＳですかね。

それもＳＮＳですか、なるほど。若いときの雑談の不足をやっぱりそこで補えるのですね。

まあ、もしかしたら、「自分を笑う姿勢」を万人に求めるのはそれこそないものねだりかもしれません。自分を笑うという処し方が合う人も合わない人もいます。公的な場面で立場によってはすることが許されない人もいます。だからカテゴリーを限定してその方法を使っている人もいます。また、自分を笑っている人を見てフユカイになる人もいます。要するに誰の気にも障らないで生きて行くのは不可能だということははっきりしているんです。

ただ自閉の人の場合には、身近にたとえば「自分を笑う」みたいな「自分にとって実は有効だった方法」を実行しているモデルがないと、自分に合った方法でも採用するきっかけがつかめないということでしょう。そういう意味でSNSを活用して人間観察するのっていいですね。交流だけじゃないんですね、SNSの効用は。逆に生身の人間には求めにくいところですね、それぞれ自由に生き方を選ぶ主体だから。自閉の人は最初に出会った方法が全画面表示になってしまうかもしれないけど、自分に合った社会のわたり方って親子でも師弟でも違いますからね。

要するに、誰もが幸せになる絶対的な方法もなければ、誰にも嫌われない人もいないんです。社会で生きていれば、その姿を見てほめる人もいればけなす人もいる。それが人間です。だからこそ「普通」は目指さなくていいし、「他の誰か」も目指さなくていい。

ただ自分のやり方で、社会には適応してほしい、と望んでいます。そして社会適応っていうことが、発達凸凹の人に難しいことだとは考えていません。独演会する人でも、一人で手酌で飲んでいる人でもいいので、「場の共有」ができる人になることが、社会適応だと思っています。やり方はそれぞれでいいんです。なんでかっていうと、最終的に人を癒やすのは、最終的に人を健康にするのは、療育でも福祉でもなく、社会の力だということが、お二人を初めとする自閉っ子の皆さんを10年見てきてわかったことだからです。

そのヒントになるための活動を10年やってきて、たどりついたキーワードが「アナログなアセスメント」なんです。「心身健康になるために、ありものを使っていこう。ありものにはいわゆる欠点も含まれます」なんです。

では次は最後の章です。

ニキさんと藤家さんそれぞれに、発達障害に関わる人たちへのメッセージを送っていただきたいと思います。

第五部
自閉っ子関係の皆様への
メッセージ

なまはげに注意

浅見さんは、私が10年前に夢見ていたような生活をしていると言いますけど、そうは言っても地味な幸せです。

それでいいんだと思いますよ。そして、周囲を見ているだけでも、地味な幸せをつかんだ当事者の人はいっぱいいると思います。そういう意味で10年前より、希望の持てる情報がいっぱいあると思いますよ、今は。だからこそ私が読者の皆様にお伝えしたいことは、社会は荒波じゃないっていうことですね。少なくとも、荒波だけではありません。癒す力は、社会にもあります。社会にこそあるかもしれません。
　まあ人によって考えは違うでしょうが、私もニキさんも、あまり社会を荒波だと思っていない人ですね。

ていうか、小さい頃に教えられていたのが極端に厳しい社会だったんですよね。実際に社会に出てみたら、言われていたほどつらくなかった。

別に大人も、ニキさんを脅かそうと思っていたわけじゃないんですけど、自閉っ子の認知にとって普通の子向けのしつけや教育は、ニキさんが『自閉っ子、えっちらおっちら世を渡る』で書いたように「なまはげ」になっちゃうんですよね。「悪い子はいねがー」になってしまう。なまはげって、見た目恐ろしいですよ。秋田に行ったとき、居酒屋で飲んでいたらなまはげの営業が来てね。血の滴る包丁持っているんですよ。発泡スチロール製ですけど。

本物のなまはげの説明しても、皆様にわかりにくいかもしれません。なまはげっていうのは何かっていうと、大人ってえてしてしつけの中で「そんなことでは社会に出て通用しないぞ」っていうのを強調するんですよね。

教育としての悪いところ探しするのよね。

目先のしつけとか学級運営のためにエア社会やエア会社を持ってくるんですよね、しつけのツールとして。そして社会や会社が脅しのツールにされると社会や会社が迷惑です。

あんまり社会に出る前に脅かさないでほしいということですね。社会は学校より生きやすい面もあるんですからね。

学校にいる間は、将来、社会のどんなクラスタで生きて行くかわからないので、どこに行っても困らないようにしつけをしますよね。それで大人はエア社会やエア会社をでっちあげるのかもしれません。

エアお姑さんに仕えるための修行って必要ですかね？

エアお姑さんもいますね。どんなお姑さんにも仕えられるようにと教育したり。

私はどんな厳しいお姑さんにも仕えられるように、と言われて育ったので、小さいころは「万一、お母様を亡くした人と恋をしちゃっても、あきらめなければいけないのか」と思ってました。

ああそうか。いないお姑さんには仕えられないものね。

でしょ。まあ、小説を大量に読んで、「ちがったらしい」って突き止めたんですけどね。読書家じゃなかったら、誤解したままだった。もしお姑さんが優しかったら、「こんなはずはない！」って、いじめられるようにこっちから仕向けてたかも。

聞いていた話と違うからね。姑にいびられるのは、嫁の運命だと教えられたのに、親切なお姑さんだと戸惑ってしまいますね、自閉っ子的には。それで今は、お姑さんに苦労しているんですか？

……向こうが我慢しているかも。

ていうか一緒に住んでいないしね。

まあ、善意で注意しても、理解力に見合ってなければ、それくらい変に伝わりかねないんですよ。家でも学校でも「社会は怖い」とさんざん聞かされたけど、実際社会に出てわかりました。直近のクラスタに適応できればなんとかなるんですね。

直近のクラスタに適応すればいいだけ

そうそう。だから、相当偏りのある人でも実はなんとかなるのよね、世の中って。どこかいやすい居場所を見つければ。そこに特化して生き方探っていけばいいんですよね。周囲の人たちと場の共有ができるように。相性のいい場所では、あんまりつらくないんですよね、それ。

そう。そしてどこなら自分の居場所になるか、それを見つけるためにも情報収集は大事なんです。雑談相手が少ないと、その情報が入って来にくいわけですよ。

なるほど。SNSのROMはそこでも役に立つわけですね。まあ、SNSなんて本物の社会じゃない、っていう人もいるだろうけど、ないよりはいいよね。

ないよりはいいし、本物よりいい面もありますよ。一つは、参加せずに覗き見ができること。対人マナーが未熟でも、自分も恥をかかず、人に迷惑もかけずに「見学」ができる。それに、生々しくない分、数がこなせます。数がこなせると、生身の人間より相場観が得られます。

前の章でも見たとおり、その相場観というのが、ニキさんの心の安定に役立っているんですね。

たとえば朝ドラでお姑さん見ると、三ヶ月かかって嫁いびりのパターン一つしか見られないし、胃がきりきりしてその日の仕事に響くかもしれない。でも世の中を見渡してみると、お姑さんがいる人なんてごまんといる。その中には、お姑さんと仲のいい人もいれば、うまく距離を置いてる人もいる。嫁姑関係にはいくつもパターンがあって、「壮絶ないびり」なんてそのうちの一つでしかない、レアなケースはレアだとようやく見えてくる。レアなケースはレアってね、これがなかなか難しい。

そうなんですか？

その問題を、語って「いない」人の多さを知るのが大事なんです。同じインターネットでも、ある話題について語り合う掲示板じゃ、悩んでる人だけが集まってくるから、「語らない人」の多さが見えない。発言小町や2ちゃんねるじゃなくて、個人の日記とかツイッター、フェイスブックなんかを見たら、大半の人はお姑さんを話題にしてない。書かないだけで不仲な人もいるだろうけど、少なくとも、仕事もして趣味を楽しめてる。そしてたまに「そろそろ誕生日」とか「ポイントで安くあげた」とか出てきて、ああ工夫してほどほどにやっている人もいるんだな、と思う。そしてお姑さんともめた人でも、三ヶ月後には一緒に遊んだと言ってる。そういう相場観が、よく知らない数百人を何年も眺めているとわかってくるんです。

そうやって数こなしてやっと、「どんなお姑さんにも仕えられるように」と育つ途上で言われて抱くようになってしまった恐怖感が払拭されるのね。

教育用脅かしの誇張に気づくんです。

世の中広いから、お姑さんがいない人もいれば、いてもうまくやっている人もいるし、距離を取るために工夫している結果事なきをえている人もいるし、いじめられている人もいるし、いじめられていても立ち直った人もいるし、いじめられて仲直りしている人もいるし……。

浅見さんにしてはたくさん例を出しましたね。私が言ったら「話長い」って言うでしょ。まあ、ありとあらゆるパターンが考えられるわけですよ。

そうやって小さい頃の呪縛を散らしているということですね。

ブラック企業と相場観

読者の皆様の中にも当事者さんがいるだろうし、就労がまだの方もいると思うので、このお話をしておきましょうか。新聞やインターネットでブラック企業の問題を読むと不安になるかもしれませんが、この世の企業のほぼ全部がブラック企業だとは思うのは間違いです。報道されるのは、異常事態だから。景気とか制度の変更などで比率が上下はするけど、ゼロにもならない代り、「ほぼ全部」ってこともない。たしかにとんでもない企業は実在するけど、メディアに出る比率は偏っています。苦しいけど何とかルールを守れてる会社はニュースにならないから、濃縮されるんです。

そういうことですね。

知り合いがたくさんいると、「あの人もこの人も、仕事はキツくてもまあ許容範囲の会社に勤めてる」という情報が入ってくるから、濃縮ニュースも希釈されるんですが、それがないと確率的な相場のセンスが育たないんです。世の中が怖くなる。あるいは、世の中に腹が立つ。
「どうせほぼ全部がブラック企業」と誤解すると、いろんな弊害があります。

1 怖くてすくんじゃう――就職活動できません。
2 「ブラック企業でも勤まるくらい強靭な自分になってやる」と思って、見当違いな所を鍛えに走る――やはり就職活動する暇がありません。
3 本当にブラック企業に入っちゃったときに、「よそもこうだ」と思って逃げられなくなる。

4 せっかくブラックってほどじゃない会社で働けているのに、繁忙期や非常事態に当たったときに「ブラックだ！」と濡れ衣を着せちゃう。

5 「ブラックじゃない会社で働けている自分だけが得をして申し訳ない」と落ちこむ人もいる。

世の中に詳しくない自覚があるからこそ、「世の中のことを知らなきゃ」と思って暴露もののドキュメンタリーばかり読んでると、比率の感覚が狂います。あるいは、最悪の事態に備えようと思うと、最悪の例を読みたくなる。でも先着一名様の脳だと、最悪の例が先着一名様になりかねない。

でもあれは取材のプロが金のわらじで探してきたひどい事例ですから。メディアの人には、ひどい例を載せたい理由がある。問題を減らせるよう、制度変更を求める声を盛り上げたい。怖い物見たさで極端な話を読みたがるお客の欲求に応えたい。「これに比べるとうちはマシだな」とホッとしたい人の需要に応えたい。いろんな思いがあって一生懸命集める。事実であっても確率的にはレアなのに、それが現実の比率を反映していると思うと、間違えちゃう。

さらにインターネットとなると、嘘を書いてる人さえいます。たとえ事実でも、労働条件を語り合う掲示板をいくら見ても、現に苦しんでいる人だけが集まってくるから、比率のセンスは育ちません。まともな企業で納得して働いている人は、「うちはまともだよ」とさえ言わない。子どもや犬やプラモデルの話をするんです。ただ私たちの中には、それに気づきにくい脳みそ特性の人もいる。私もその一人でした。だから意識して埋め合わせたんです。

そうやって自分に言い聞かせるのもまた、知的な体力がいる作業ですね。だからこそ、なるべくこういう作業が省けるように「なまはげ」を作らないでくれ、というのが、ニキさんが支援の現場に送るメッセージなんですね。

これを聞くとびっくりして、ほっとしてくれる当事者の人は多いんです。一方、一般の方には「そんなの当然だろ」と笑われることもあるのでちょっと恥ずかしいんですが、当然じゃないからこそ、私だって意識的に学んできたんです。「今さら」って笑うと、後ればせの勉強を邪魔してしまいます。

わかりました。当事者の方たちにも、支援者の方たちにも、貴重な情報だと思います。ではやはり読者の方の多くを占めると思われる親御さんへのメッセージは何かありますか?

一人焼肉をあわれむな

一人でいることに価値判断を差し挟まないでほしいですね。

とは？

友だちがいることがいいとされているけれど、その前に私たちは積まなければいけない訓練があるから、たとえば一人焼肉とか一人カラオケとかに出かけても、かわいそうがらないでほしいということです。

ああ、ニキさんにも寄稿してもらいましたが『自閉っ子のための友だち入門』という本がそのあたり詳しいですよね

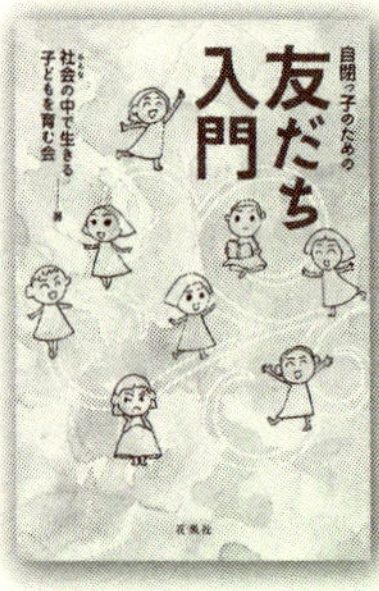

『自閉っ子のための友だち入門』

実は自閉っ子の場合、「別に友だちほしくない」って言えるのは、健全に育っている証だということが、この本を作っていてわかりました。

 一人焼肉を先に経験しておくと、焼肉屋ではどういうことが起こりがちで、どういうニーズがあるかを覚えられます。焼きすぎたら焦げるとか、注文してもなかなか持ってこないこともあるから早めに頼んだほうがいいとか、わかってくるでしょ。「焼肉屋さんに行く」ということと、「人と一緒に食べる」ということとを、二つ同時に学習しなくて済むんです。

 社会性を養うための準備も、スモールステップなんですね。「饗宴」に参加できると、経験値が違ってきますよね。じゃあそのためには何が必要かっていうと、実は他人と交われる力の前に、個の確立が必要なんですよね。自分と相手の境界線を知ることが。まずは物理的なところからでもいいので、境界線を知ることが。「自分の身体がどこからどこまでかわからない」人にとっては、そこが第一関門なんですよね。

森嶋勉さんの『伸ばそう！ コミュニケーション力』を出したのは「集団になじむには集団競技じゃなくてもいい」っていうトレーニングが現実的でいいなあと思ったからです。だから副題に「不器用でも、体力なくても、友だちいなくても、今日からできるワクワク

トレーニング」ってつけました。一人で、個でできるようになれば、やがて集団でできるようになるんですよね。

友だちと一緒に何かをやってほしいと思うのは親心でしょう。でもその前に一人でやる段階も必要な人がいるんですよね。だからその試行錯誤の姿を見て「友だちいないんじゃないか」と心を痛めないでほしい、というのがニキさんの望みなんですね。

一人でも楽しめるのは強みでもあります。誘ってほしいと思いすぎると、いやな人、いやな条件の誘いを断りにくい。そこにつけこまれて、たかるために誘われてる人さえいる。そんなの嫌でしょ。なのに、一人焼肉は友だちがいない人がやりがちな象徴だからって、「友だちいないんでしょ」と取り締まってしまうと、「みんな焼肉」の前に焼肉の練習をする機会を奪っちゃう。でもさ、一人焼肉とか一人カラオケって、本当は、友だちいる人もやってるのよ。

だから友だちいないとか心配しないでほしいわけね。

一人焼肉と友だちいないことを、とりあえず切り離す。一人焼肉している人の中には、友だちがいる人もいるし、いない人もいる。

いずれは「みんな焼肉」になるかもしれないけど、その前に練習段階としての「一人焼肉」も「あり」なのね。

ありどころか！　人といっしょにまずい店に当たったら気まずいから、安くておいしい店を探しに食べ歩くなら、一人が身軽。いい店を見つけたら人を誘える。あるいは、焼肉だけで結ばれた、浅い知り合いの輪ができるかもしれません。そしたら会話や飲酒のマナーを覚えるし。たとえそこでうまくいかなくても、焼肉コミュニティーでの学習が生きて、次に参加した別の趣味の会では、前よりマナーが上達してるかもしれません。

そうやって雑談友だちの存在が情報量を増やし、世の中が怖くなくなるんですね。逆に言うとそれだけ情報量がないかもしれないんですね、デフォルトでは。

たとえばバーゲンで買いすぎるとするでしょう。雑談友だちが多ければ、漏れ聞くだけでも、みんなやるんだとわかるんです。つまり、バーゲンで買い過ぎってとんでもない罪ではないとわかるんです。

買いすぎてきて家で叱られるだけではそれを学ばないんですよ。よくある失敗の一つで、舞い上がるとついやってしまいがちなことだって学ばないんです。

なるほどね、わかりました。親御さんへのメッセージは、他に何かありますか?

ニキ・リンコが保護者の皆様に望むこと

自閉っ子のまわりの大人は、自分のお楽しみも追求してほしいです。それは大人の役目ですよ。大人が幸せそうにしていないと、子どもは大人になるのが怖くなっちゃいます。私たちの脳みそは情報の集め方が偏ってるし、中には私みたいに、ただでさえ心配ごとをこさえやすいタイプの子もいる。

だからこそお父様お母様は幸せな顔を見せてほしい。ときには子ども預けて映画見に行ったり、お取り寄せしたお菓子を、子どもにはちょっとしか分けずにおいしそうに食べたり。そういう姿を見せてほしいですね。

私は不器用で、家庭科の手芸がつらかったんです。でも母が昔、頒布会で手芸キットを買ってたことを知っていた。「頒布会の支払いが〜」って言ってるのも聞いた記憶があるおかげで、「ママはお金を払ってまでやりたかったんだ」と思うことができた。私にはつらいけど、趣味でやる人もいる以上、「罰でやらされているわけじゃない」とわかったんです。あ、これは趣味なんだ! とわかるかわからないかで全然違う。自分は体育が苦手でも、わざわざ誘い合ってスポーツをやりに行っている大人がいるのを見聞きすると、「体育は罰じゃない」ってわかるんです。

周囲の大人が、まず幸せな大人になるのが、自閉っ子支援の第一歩というところですかね。

ただ楽しむだけじゃなく、しつこく実況中継までした方がいいです。自分の興味に気を取られてるときは、ごそっと見のがすから効き目が出ない。現状はつらくても、幸せになろうとしてることを実況中継。試行錯誤を実況中継。うまく行って楽しいときも実況中継。鈍い子ども、よそ見してる子どもにも、「お母さんは幸せなんだ」ってわかるように。幸せ／不幸せは固定じゃなくて、山あり谷ありなんだってわかるように。

そうか。それは大事なことですね。

ちゅん平から、当事者の皆様へのメッセージ

じゃあ次は藤家さんから、当事者の方たちへのメッセージはありますか？

私は、何冊も自伝を出させていただいているし、伝えたいことはこれまでの本の中に結構したためてきました。でも、再度、念を押して伝えたいと思うことがひとつだけあ

りました。それは、マナーについてです。

私が発達障害を抱えていても、社会に溶け込めたのは、何のおかげだろうと考えた時、一番強みだったのは、マナーをきちんと習得していたことだと思うんです。

うちは、お行儀に厳しくて（ちょっと行き過ぎだったと思いますが）、マナーをしっかりと叩き込まれました。こう言うと、すごく難しいこと知っているように勘違いされてしまうのですが、些細なことです。

あるべき時に、あるべき行動を取れるかどうか、そういうことが、社会に出た時に、とても大切になってきます。

うちが厳しかったなと思ったのは、人前で大声をあげてはいけないとか、地団太踏んだらいけないとか、そういうことを物心つく前から徹底されてきたからです。

でも、発達障害を抱えていたら、そのくらい幼いときから身につけさせた方がいいのかもと、今では思ったりします。


ああそうか。普通の子より、早めにきちんと教えるっていうことを心がけている方は多いですよね。

別に、社交界で通用するようなマナーをに身につけろと言っているわけではありません。最低限のルールでいいんです。挨拶はきちんとする、とか、目上の人には敬語を使うとか。そういうことは、子どもの時から取り組むほど、スムーズに身につきます。

いくら上等の療育を受けていても、肝心のマナーがなっていなかったら、台無しです。他人は、その人の能力も見るけど、それ以前の、人としての礼儀の部分を結構大事にします。世の中に出たら、なおさらです。どれくらい気を配れるかが、とても重要になってきます。

社会性を養う訓練や、コミュニケーションのスキルを上げること、想像力の問題に対応することも大事ではありますが、その人のそもそもの部分ができていないと、いくら社会に出てもうまく交われません。

自閉っ子天才説がたまに出てきて、英才教育に力を入れる方とかいらっしゃいますが、そういうことより、マナーが先です。

だから、ここで再度、マナーの重要性を説いておきたいと思いました。

ありがたいことに、方々で、私のように将来、働く自閉っ子になりたいと言っていただきます。そういう方に伝えたいのは、マナーが大切ですよ、ということ。

仕事する能力とか、要領のよさとかは、いざ働き出せば身につくものです。

でも、マナーが身についていないと、大人になってから習得するのは、なかなか難しいものです。

マナーはその人にしみついて、その人そのものになります。

そして、マナーが身についていることは、立派なスキルのうちなのです。

次世代の発達障害の方々には、ぜひとも、そのスキルを手に入れるために励んでもらいたいと思います。

大事なことですね。それでは、親御さんたちにメッセージはありますか？

ちゅん平から、保護者の皆様へのメッセージ

本の中に、初めて「ちゅん平」のキャラクターが登場した頃、私はスズメのようにビクビクして、色々なことが一人ではできないあまちゃんでした。

それは、発達障害であるがゆえにできないこともあれば、まだトライしたことがないがためにできないこともありました。

いずれにせよ、何事にもとても経験が足りない女の子でした。

過保護まではいきませんが、どちらかといえば、親がレールを敷いてくれている方だった我が家のあり方。

それに反発しつつも、結局は世間知らずのまま大きくなってしまった私は、頼りない十代を過ごしました。

二十代に入って数年後、私は発達障害という診断を受けました。

そこに至るまでに、相当の苦労をしてきました。

色々と困難なことが多かったのは障害のせいだった、とわかり、妙に腑に落ちたことを

記憶しています。

そして、ほどなくして「ちゅん平」は生まれることとなりました。

さて、私が発達障害と判明したあと、両親は一生懸命、私を理解してくれようとしました。そして、できるであろうことすべてをやってくれました。

その援助の中で私が一番うれしかったのは、私を信用し、修行することを応援してくれたことです。

怖がりで木にとまってばかりだったスズメの私が、大空に羽ばたけるように、色々な経験をしなさいと、背中を押してくれたことです。

はじめは、経済的な援助もありました。

両親は、自分たちの老後のために貯蓄をしていましたが、それを切り崩して私に投資してくれました。

私は、その恩に報いるために、必ず経済的にも精神的にも自立をしようと心に決めました。

自立は親への最高の贈り物なのです。

そのために、世の中を渡っていくためのスキルを身につけることが、私にできる恩返しだとわかったのです。

ところで、解離性人格障害が完治したあと、しばらくは、親に甘えたくてたまりませんでした。

まるで子どもに戻ってしまったみたいに、甘えん坊になりました。

そういう時期は、絶対に必要なのです。

だから、お子さんを、しかるべき時に、たっぷり可愛がってあげてください。

そうすれば、愛されているという、安心感を得ることができます。

私は、身体は大人の状態で、しばらく子どもの心を育てました。

そして、時が来ました。

それまでは、何度挑んでも成功しなかった自立訓練が、うまく運ぶようになりました。

それと同時に、私の親離れは成功しました。

事実、私は本当に親から離れてやっていけるのか、不安でたまらない時期がありました。死なれたら困ると思っていたこともあります。

そう思っていた頃は、実は、両親も子離れできていない状態でした。そういう悪循環は、世間のいたるところにはびこっていると思います。

親御さんが子離れできないのは、やはり愛の一種だと思います。心配で仕方がないのでしょう。障害を抱えているなら、なおさらです。

だけど、それはお互いのためになりません。家族は、一定の距離を保ててこそ、思いやれるものではないでしょうか？　少なくとも、我が家はそうでした。

私の自立が成功し、さらなる修行のために就職をし、経済的に自立できるようになりました。今は、実家に住んでいますが、お互いの依存度は低く、それぞれを尊重し合いながら生活ができています。

そうなったのは、両親が私を信じてくれたからだと思います。

それから、もう一つ大事なことがあります。

自分自身が、障害を持つ子どもの立場であるからこそ、親御さんに伝えたいこと。

それは、どうか、ご自分の人生を大事にしてほしいということです。

親は子どものために、すべてをなげうてるものでしょう。

でも、それがゆえに、自分を追いつめすぎたり、我慢しすぎたり、犠牲になっている人が多すぎる気がします。

別に、子どもを放り出して、遊びまわれと言っているのではありません。お子さんのことを思うあまり、ご自身の将来をみていらっしゃらない方が多いと思うのです。

私は、どんな親御さんにも、それぞれの人生を楽しんでほしいのです。

そのためには、子どもが巣立つことが必要です。

子どもを信じ、送りだすために、子離れすることが大切です。

心配かもしれません。

でも、私たちは、思いのほか、やればできる子たちなのです。

私はもう、10年前のような、怖がりのスズメではありません。

両親という鳥が、楽しそうに自分たちの人生を羽ばたいているから、私もそれにならおうと必死に修行をしました。
そして、今、私も楽しく大空を舞っています。

付録　アナログなアセスメントのヒント

子どもの頃にどんな遊びをしていたでしょう？

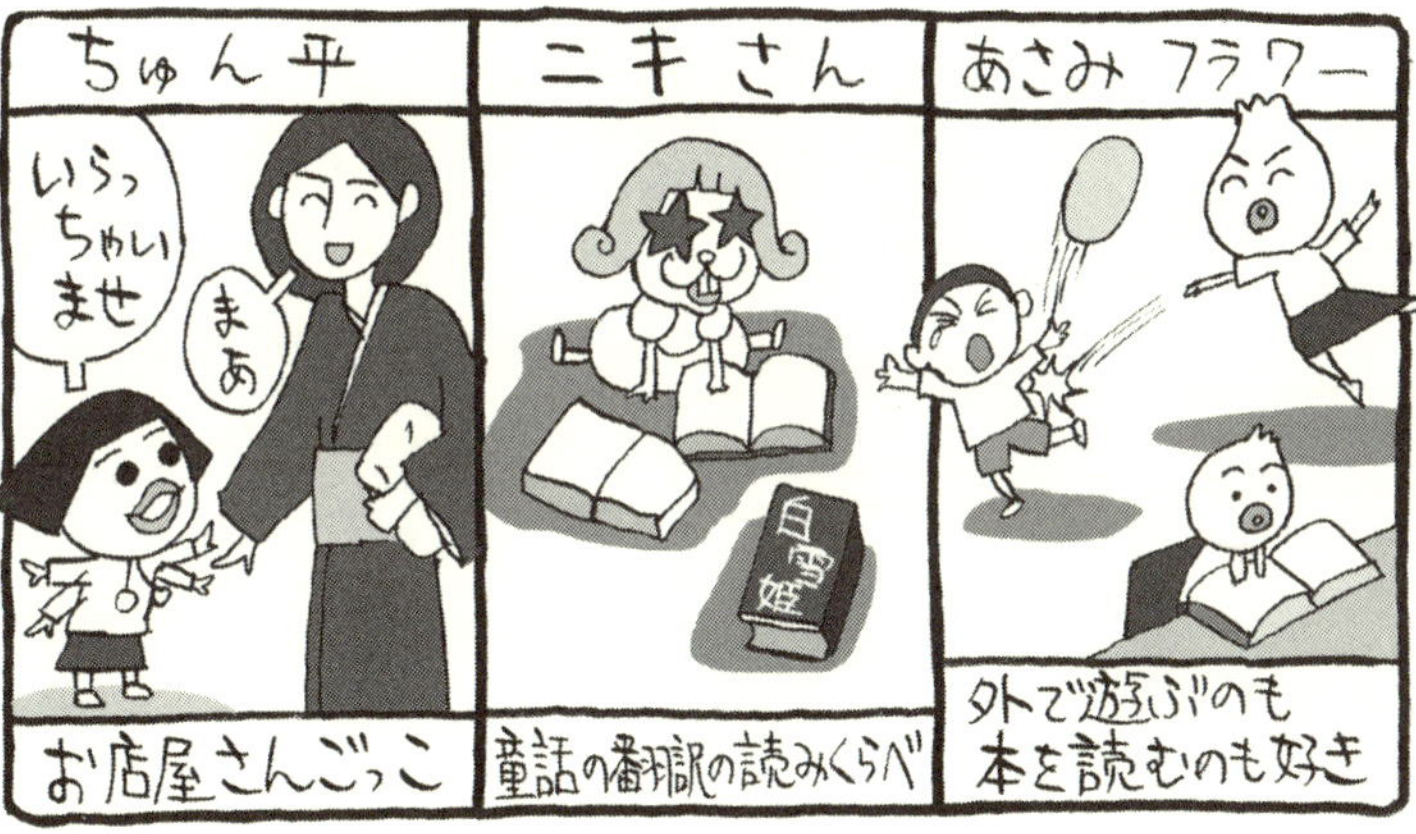
ちゅん平
いらっちゃいませ
まあ
お店屋さんごっこ
ニキさん
白雪姫
童話の翻訳の読みくらべ
あさみフラワー
外で遊ぶのも
本を読むのも好き

あなたの長所は？

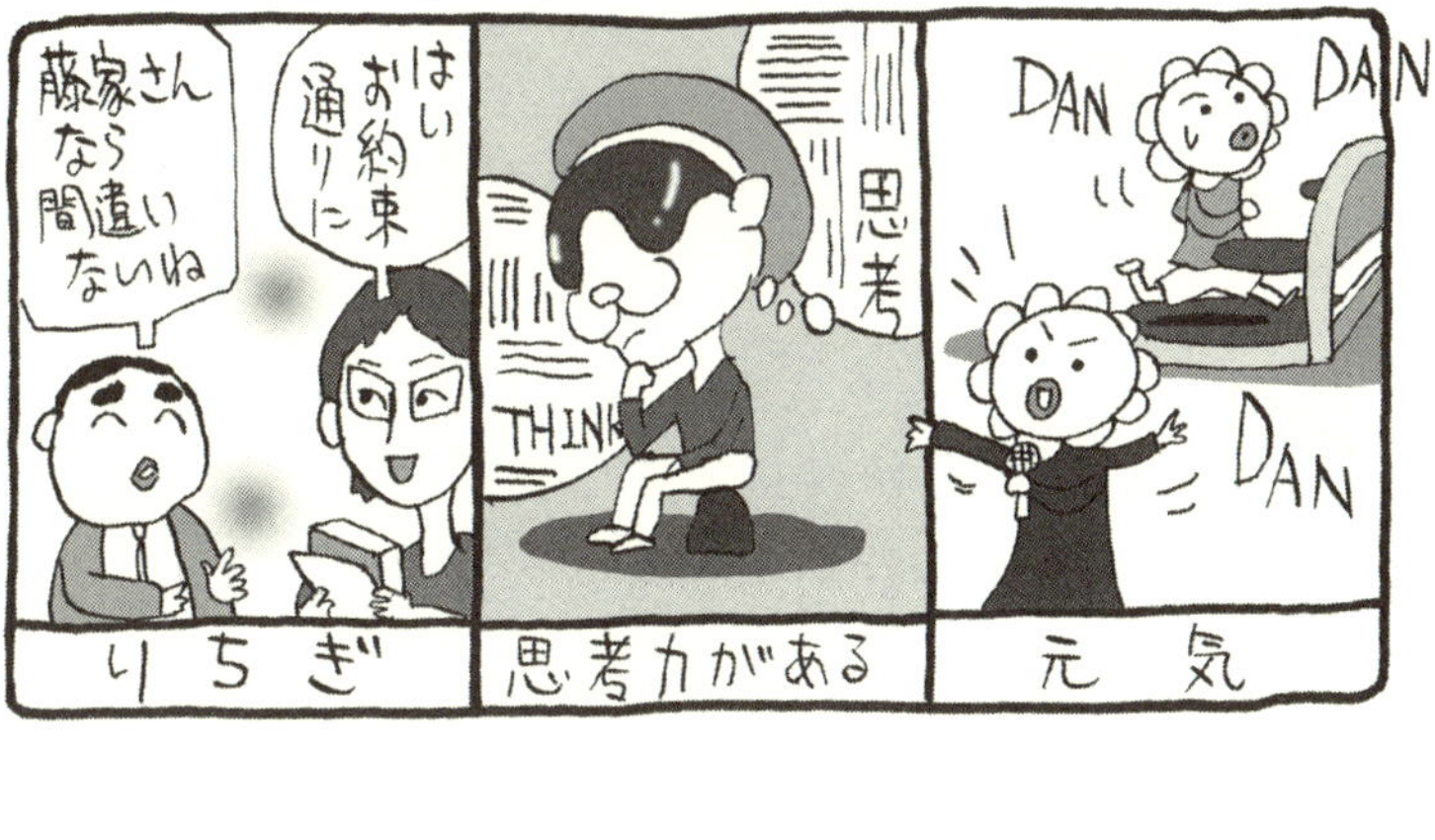

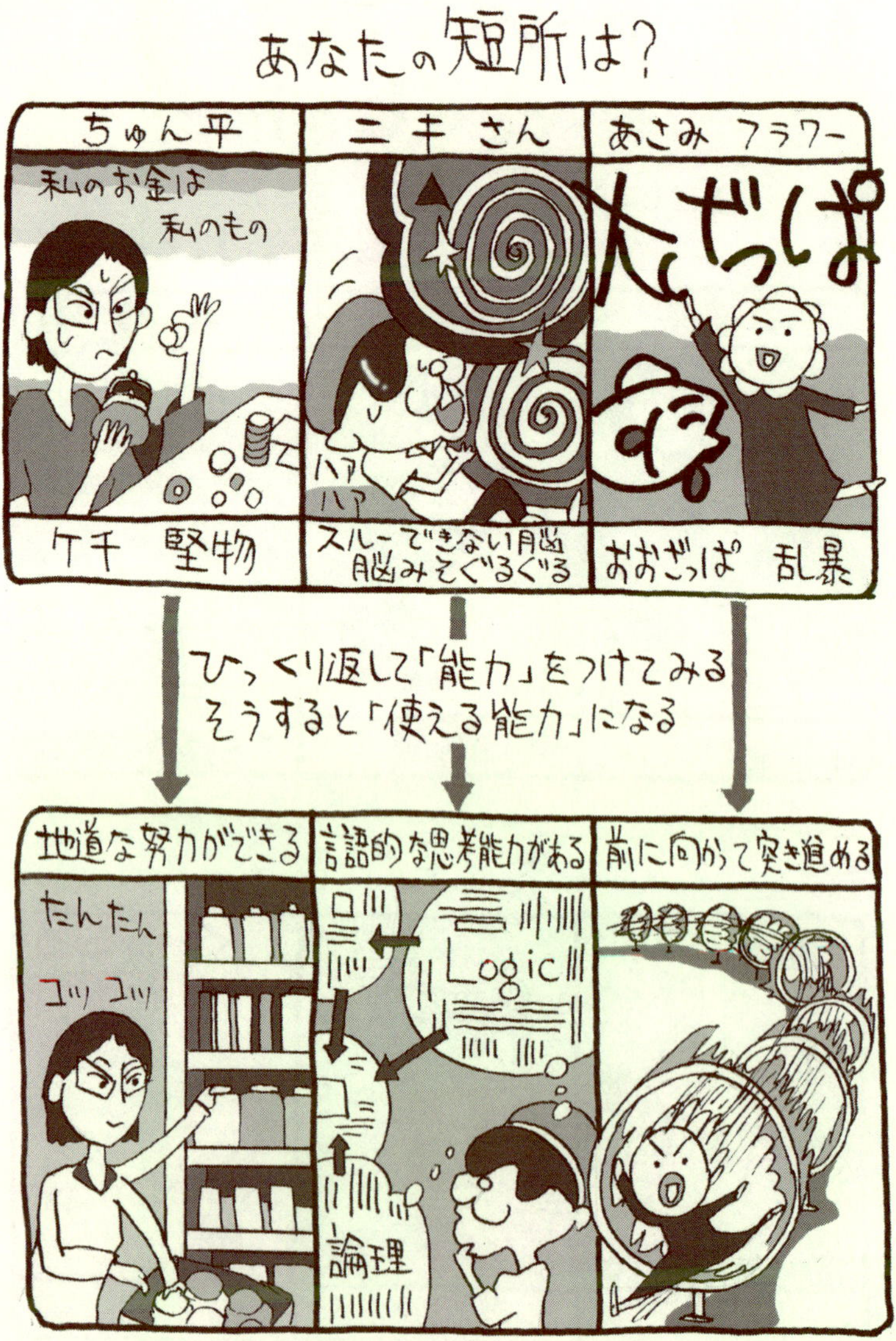
あなたの短所は？
ちゅん平
私のお金は
私のもの
ケチ　堅物
ニキさん
ハァ
ハァ
スルーできない悩
悩みをぐるぐる
あさみ フラワー
大ざっぱ
おおざっぱ　乱暴
ひっくり返して「能力」をつけてみる
そうすると「使える能力」になる
地道な努力ができる
たんたん
コツコツ
言語的な思考能力がある
Logic
論理
前に向かって突き進める

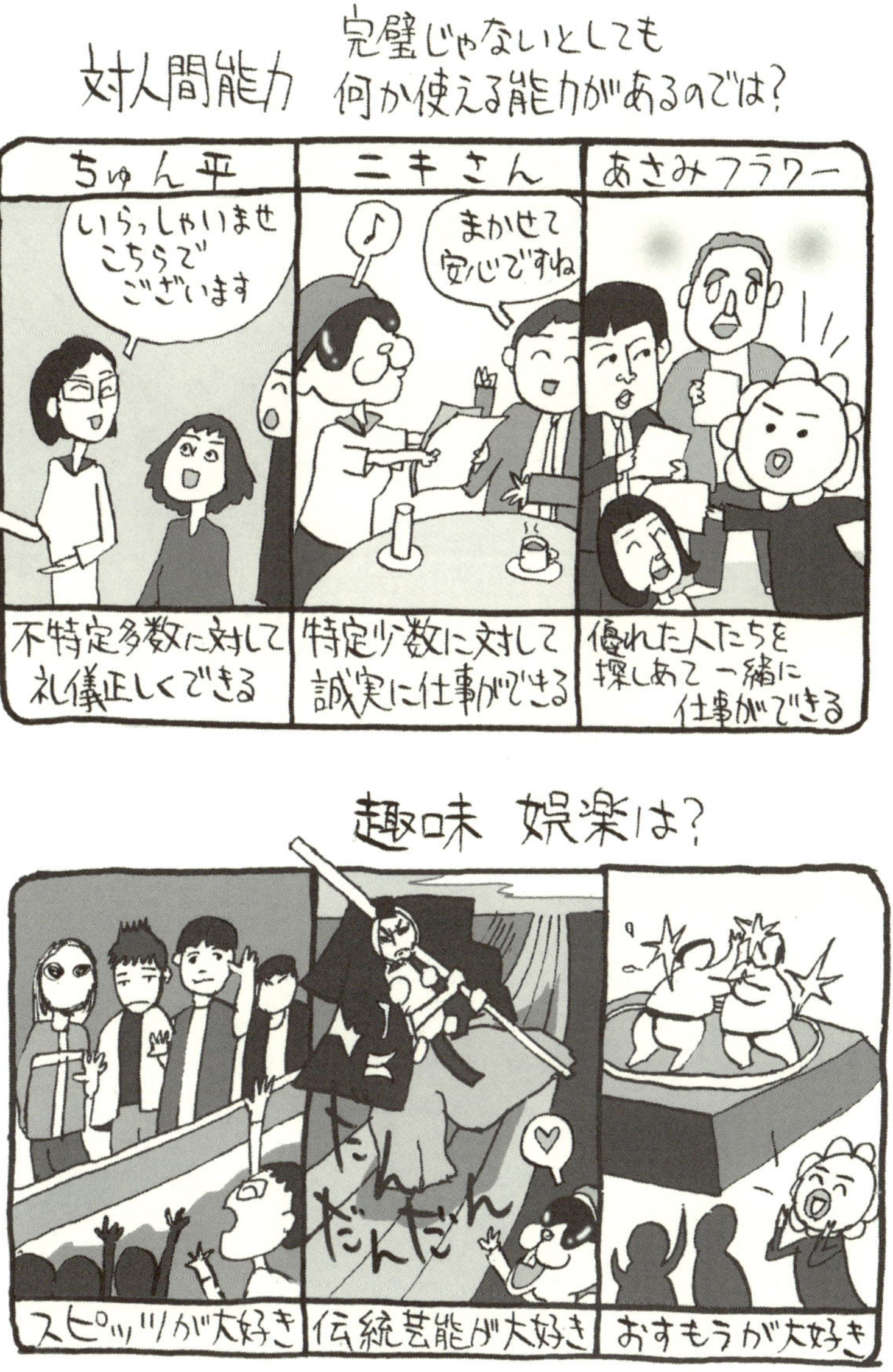
対人間能力
完璧じゃないとしても
何か使える能力があるのでは?
ちゅん平
いらっしゃいませ
こちらでございます
不特定多数に対して
礼儀正しくできる
ニキさん
♪
まかせて
安心ですね
特定少数に対して
誠実に仕事ができる
あさみフラワー
優れた人たちを
探しあて 一緒に
仕事ができる
趣味 娯楽は?
スピッツが大好き
たん
だんだん
伝統芸能が大好き
おすもうが大好き

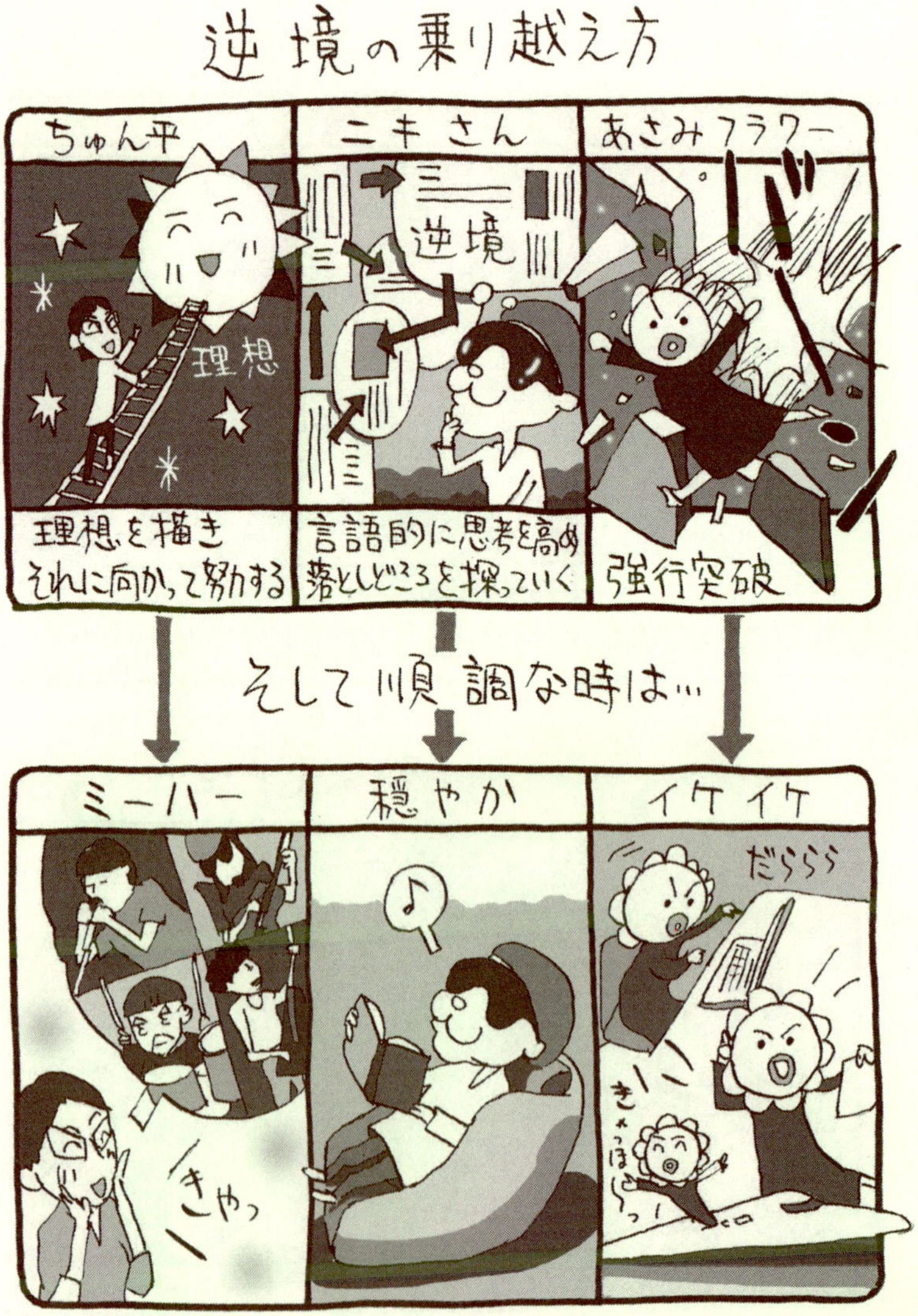

逆境の乗り越え方
ちゅん平
ニキさん
あさみフラワー
理想
逆境
理想を描き
それに向かって努力する
言語的に思考を高め
落としどころを探っていく
強行突破
そして順調な時は…
ミーハー
穏やか
イケイケ
きゃっ
だららら

だから「普通」は
目指さなくていい
「幸せ」を目指してください

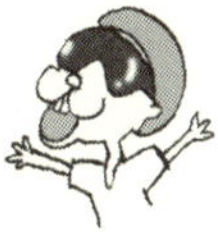

そのためには
長所を伸ばし
短所には「能力」という
言葉をつけて活用してください

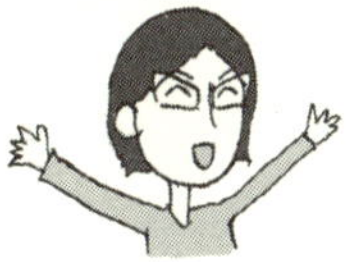

短所さえ　幸せになるための
強みになります

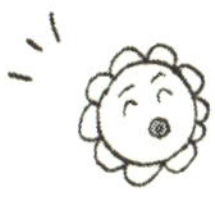

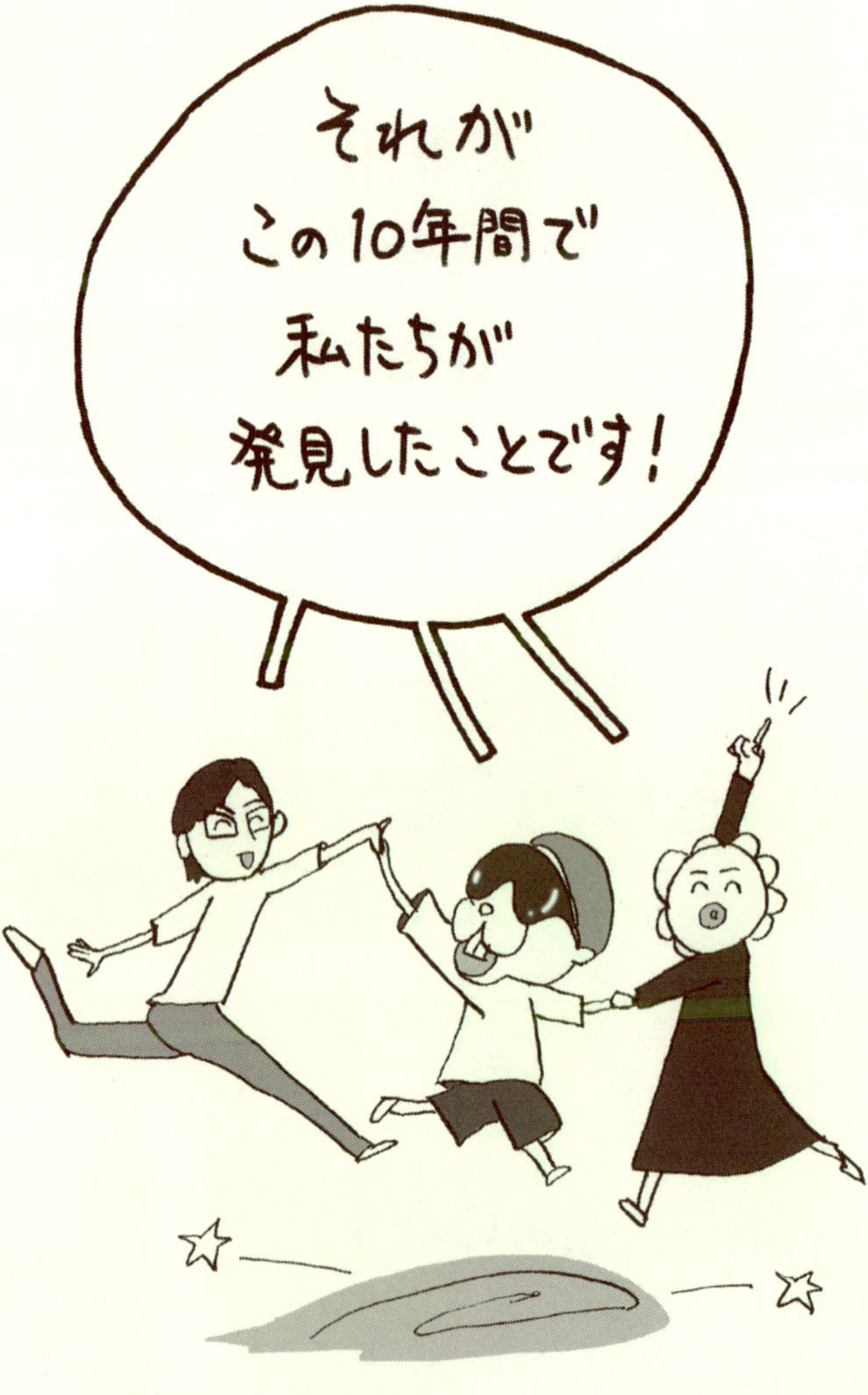
それが
この10年間で
私たちが
発見したことです!

この10年に出た本

★自閉っ子三部作★（ニキ・リンコ＋藤家寛子）

自閉っ子、こういう風にできてます！

身体機能のつらさ、それとかなり関係がありそうな世界観の違いにスポットライトを当て、自閉症の人を異文化としてリスペクトする風潮を作った本。

●二〇〇四年

続 自閉っ子、こういう風にできてます！
——自立のための身体づくり

へんてこな身体感覚を、支援者の介入と当事者の努力によって改善していく契機を作った本。

●岩永竜一郎＝共著　●二〇〇八年

続々 自閉っ子、こういう風にできてます！
——自立のための環境づくり

自分の身体特性を知って、社会人生活に必要な環境作りをするためのヒントを与える一冊。

●岩永竜一郎＝共著　●二〇〇九年

★ニキ・リンコの著作★

俺ルール！　——自閉は急に止まれない

自閉っ子の振る舞いには、話せば長い浅いワケがあると教えてくれた一冊。

●二〇〇五年

自閉っ子におけるモンダイな想像力

想像力のモンダイとは何かを自閉症者自身の言葉で詳しく説明し、数々の驚きを人々に与えた。読んだあとは自閉っ子が愛しくなる一冊。

●二〇〇七年

自閉っ子、えっちらおっちら世を渡る

言語と脳みそぐるぐる能力で不安を消していくプロセスを公開。大人になる前に知っておくと世の中が怖くなくなる知恵が満載。

●二〇〇七年

自閉っ子のための努力と手抜き入門

ラクをするための初期投資としての努力を怠りなく。自閉っ子にもできる努力のありかたを示した本。

●浅見淳子＝共著　●二〇一二年

★藤家寛子の著作★

自閉っ子は、早期診断がお好き

自閉ならではの世界観と別れを告げていく七転八倒の日々をユーモラスにつづる。

●二〇〇七年

自閉っ子的心身安定生活！

心身の脆弱をスモールステップで克服し、ついに週五日勤務が可能になった。その秘密に迫る。

●浅見淳子＝共著　●二〇〇九年

30歳からの社会人デビュー
――アスペルガーの私、青春のトンネルを抜けてつかんだ未来

壮絶な二次障害に苦しんだ青春時代のあと、アスペルガーの診断を受ける。自己認知支援、就労支援を経て、ついに（障害者枠ではなく）一般就労を勝ち取るまで。等身大の女性として、キラキラした日々に至るまでの感動手記。

●二〇一二年

★浅見淳子の著作★

自閉っ子と未来への希望

支援者でも保護者でもなく、一緒に仕事をした一般人として見た自閉っ子の可能性。

●二〇一一年

自閉症者の犯罪を防ぐための提言

なぜ本来は法を守れるはずの自閉症の人たちに、きちんとした教育がなされないのか。自閉症者による法的被害を受けた立場からの共生の提言。

●二〇一二年

★花風社の「発達援助」関連書★

発達障害は治りますか？

治らないという考えは治りませんか？　強みは弱みの裏にあるとは？　正確な診断と治療の可能性を提言した本。

●神田橋條治 他＝著　●二〇一〇年

脳みそラクラクセラピー ――発達凸凹の人の資質を見つけ開花させる

脳みそをラクにして、資質を開花させる。凸凹を活かした生き方を探る本。

●愛甲修子＝著　●二〇一三年

活かそう！ 発達障害脳 ――『いいところを伸ばす』は治療です

自分の強みを探るには、まず徹底した細かなアセスメントを。脳みそ先生が語る発達障害者の強み。

●長沼睦雄＝著　●二〇一一年

もっと笑顔が見たいから

感覚特性の第一人者による、身体感覚と情緒のつながり、その改善方法を提言した本。

●岩永竜一郎＝著　●二〇一二年

伸ばそう！ コミュニケーション力

社会で通用する自己肯定感、コミュニケーション力を根底から育てるための近道を提言。

●森嶋勉＝著　●二〇一四年

★花風社の「やればできる子」関連書★

自閉っ子のための道徳入門

いいことと悪いこと、自閉の子はきちんと学べます。

●社会（みんな）の中で生きる子どもを育む会＝著　●二〇一二年

自閉っ子のための友だち入門

友だちがいても、いなくても、ほしくても、ほしくなくても大丈夫。みんなみんな、幸せな大人になれるよ。

●社会（みんな）の中で生きる子どもを育む会＝著　●二〇一三年

10年《ねん》目《め》の自閉《じへい》っ子《こ》、こういう風《ふう》にできてます！
「幸《しあわ》せになる力《ちから》」発見《はっけん》の日々《ひび》

2014年 6月10日　第一刷発行
2014年10月14日　第二刷発行

著者：　ニキ・リンコ　藤家寛子

装画・漫画：小暮満寿雄

デザイン：土屋 光

発行人：浅見淳子

発行所：株式会社 花風社
〒151-0053 東京都渋谷区代々木2-18-5-4F
Tel：03-5352-0250　Fax：03-5352-0251
Email：mail@kafusha.com　URL：http://www.kafusha.com

印刷・製本：中央精版印刷株式会社

ISBN978-4-907725-91-4